südwest

Dieter Grabbe

BESSER LEBEN JEDEN TAG

Ener-Chi® – *Das sanfte Powertraining*

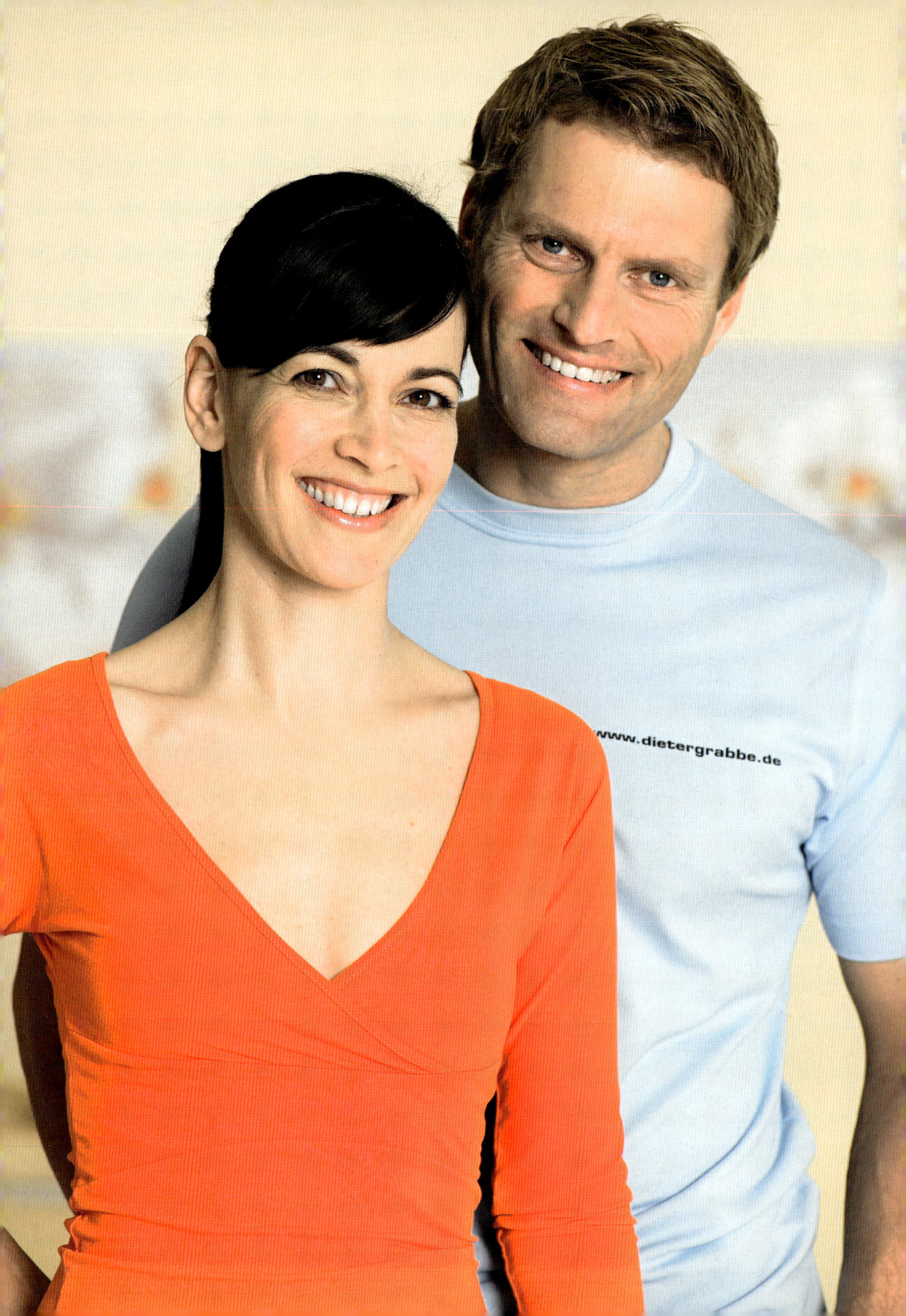
www.dietergrabbe.de

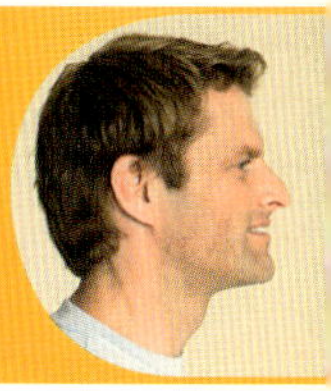

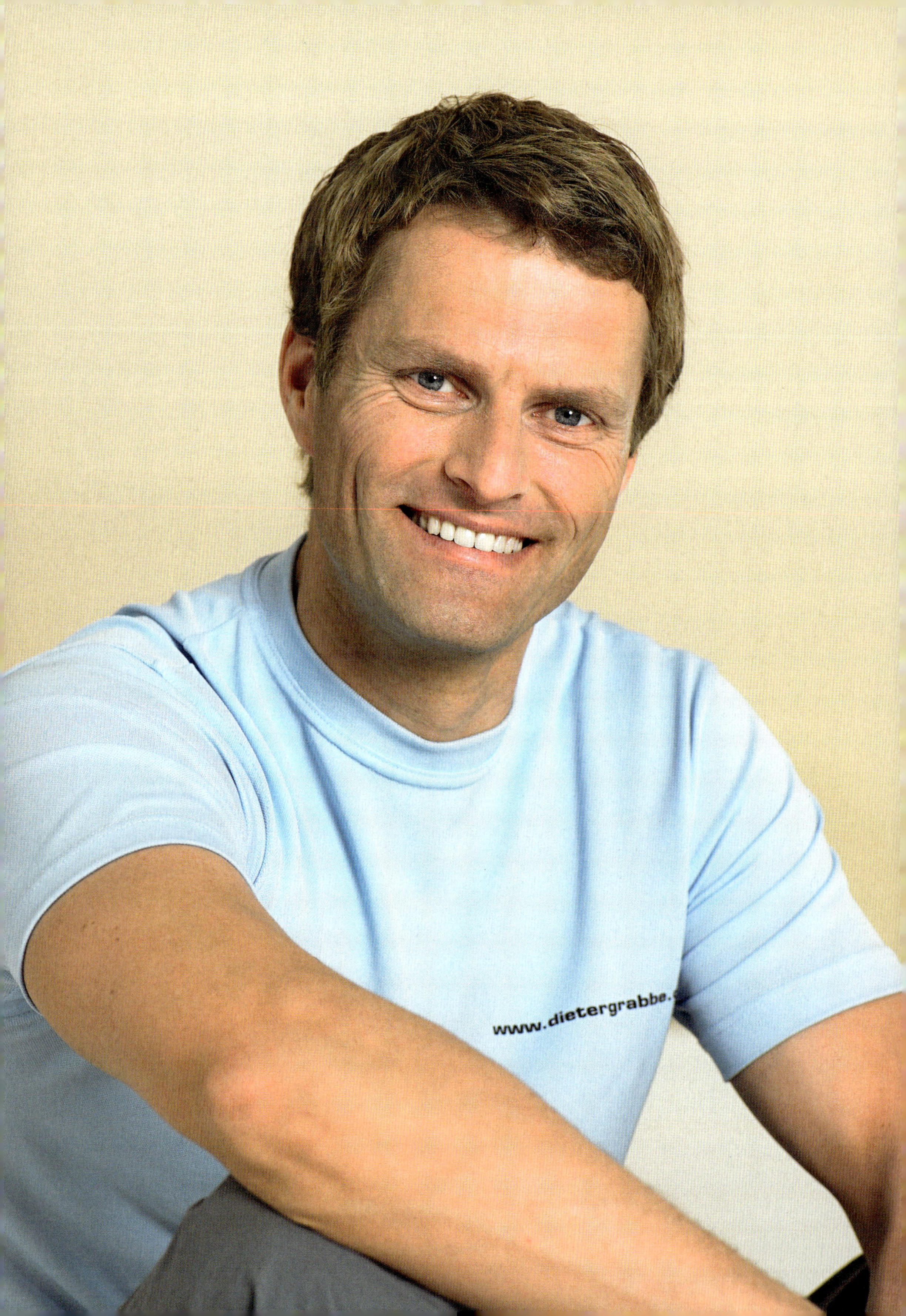
www.dietergrabbe.

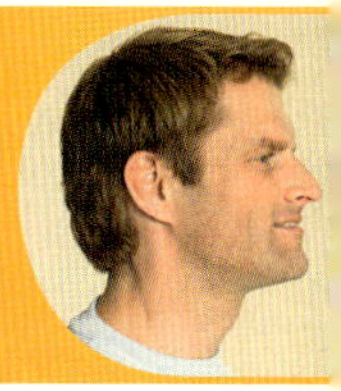

Vorwort

Sind Sie ausgeglichen, und kann nichts Sie so schnell aus der Ruhe bringen? Haben Sie immer ein Lächeln für Ihren schlechtgelaunten Chef übrig oder ein nettes Wort auf den Lippen, wenn die Kinder wieder mal quengeln? Dann brauchen Sie nicht weiterzulesen und können dieses Buch getrost weglegen.
Wenn Sie aber öfter zu hören bekommen: »Mach' mal langsam!« oder »Nimm' dir mehr Zeit für dich!«, dann sollten Sie hier weiterlesen. Denn Ener-Chi richtet sich an all diejenigen, die im Alltag viel zu leisten haben und dabei leider viel zu oft die eigenen Bedürfnisse vernachlässigen.
Ich möchte Ihnen zeigen, wie Sie durch Ener-Chi, das ganzheitliche Bewegungsprogramm, zu mehr Gelassenheit, innerer Ruhe und körperlicher Fitness gelangen können. Wie Sie ohne viel Aufwand und vor allem ohne große Anstrengung mehr Energie bekommen und zugleich etwas für Ihre Gesundheit, Fitness und Schönheit tun können. Und das, ohne sich zu verausgaben, sondern ganz nebenbei, im Alltag. Alles, was Sie tun müssen, ist, sich täglich ein paar Minuten Zeit für die Übungen in diesem Buch zu nehmen.

Gelassenheit und Fitness im Alltag

Wie all meine Konzepte, die Sie als Buch oder auf DVD erhalten, zielt auch dieses Programm darauf ab, mehr Bewegung in Ihr Leben zu bringen, und ist damit ein weiterer Baustein in der Reihe meiner höchst einfach durchzuführenden und zugleich sehr effektiven Trainingsprogramme. Denn Bewegung ist neben der Ernährung und der emotionalen Ausgeglichenheit der dritte entscheidende Faktor für ein gesundes, genussvolles und glückliches Leben.
So werden Sie mit Ener-Chi, dem ganzheitlichen Balancing-Programm, von mir angeleitet, Ihren Körper durch gezielte, sehr einfache, aber bewusst durchgeführte Bewegungsabläufe und eine kontrollierte Atmung ins Gleichgewicht zu bringen.
Viel Spaß dabei und viel Erfolg!

Ihr Dieter Grabbe

Ener-Chi

für Fitness

und Gesundheit

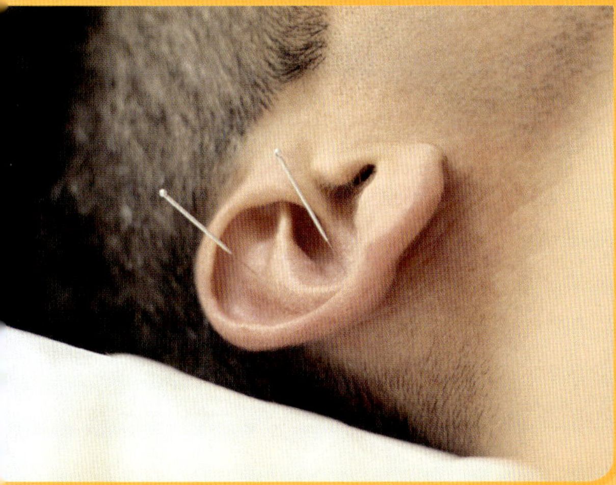

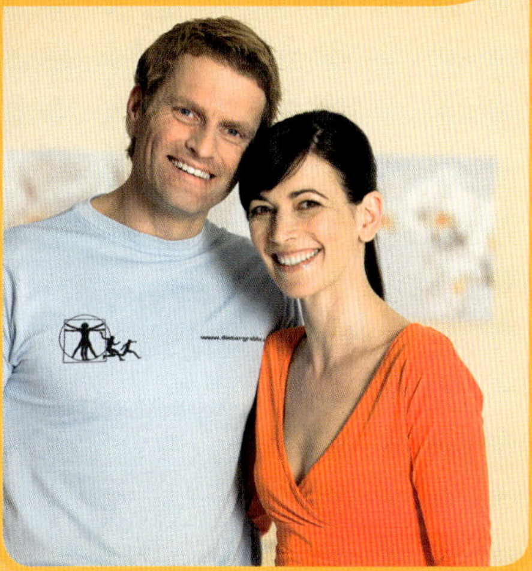

Mit Ener-Chi zu mehr Gesundheit und Fitness

Wie gesund und fit wir uns fühlen, hängt entscheidend von der Lebensenergie ab, über die wir verfügen. Die wenigsten von uns sind nach einigen Stunden Schlaf wieder topfit und erledigen ihre Aufgaben mit links. Die anderen schleppen sich eher durch den Alltag und sind mit den kleinsten Aufgaben überfordert. Oft geht dieser Zustand sogar einer Erkrankung voraus.

Mit Ener-Chi gelingt es uns, unseren Alltag zu harmonisieren und uns wieder ins Gleichgewicht zu bringen. In eigens dafür entwickelten Übungen wird das Wissen aus östlichen Trainingsmethoden wie dem Qi Gong mit sportmedizinischen Erkenntnissen des Westens vereint.

Bei regelmäßiger Durchführung kann Ener-Chi Sie vor Krankheiten schützen und die Selbstheilungskräfte des Körpers anregen. Deshalb ist es bei vielen Krankenkassen als Vorsorgeprogramm anerkannt, die Kurse werden mittlerweile vielfach bezuschusst. Fragen Sie bei Ihrer Krankenkasse nach.

Was ist Ener-Chi?

Energie + Chi = Ener-Chi – so lautet die Synthese aus den besten westlichen und fernöstlichen Trainingstechniken, auf denen das hochwirksame und erfolgreiche Bewegungsprogramm Ener-Chi beruht.

Alles eine Frage von Kraft und Energie

Wir sind nur dann gesund und fühlen uns wohl, wenn wir uns körperlich und seelisch im Gleichgewicht befinden. Gesund zu sein und sich fit zu fühlen bedeutet also, dass Körper und Emotionen in Balance sind. Jedes Extrem, das auf uns einstürmt – beispielsweise in Form von negativen Emotionen wie Ärger im Büro oder in der Partnerschaft, eine schlaflose Nacht oder opulentes Essen zu später Stunde sowie körperliche Beschwerden –, muss der Körper ausgleichen. Dazu benötigt er Energie.

Diese Energie kann er je nach Stärke der Belastung über einen längeren Zeitraum hinweg aus eigenen Reserven aufbringen. Je älter wir aber werden, desto empfindlicher reagieren wir auf solche Irritationen oder Dysbalancen. Wir brauchen längere Phasen der Regeneration; gönnen wir uns diese nicht, erkranken wir auch häufiger.

Ein Beispiel: Nach einem schweren Mittagessen ist unsere Konzentration, unse-

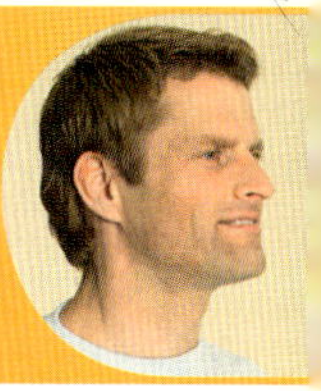

re geistige Leistungsfähigkeit, stark eingeschränkt. Wir sind erschöpft und würden am liebsten einen Mittagsschlaf halten. Die Erschöpfung kommt daher, dass der Körper sehr viel Energie für den Verdauungsprozess benötigt. Ein anderes Essen würde einen solchen Erschöpfungszustand erst gar nicht hervorrufen. Oder, aus einem anderen Blickwinkel betrachtet: Bis zu einem gewissen Alter spüren wir die Folgen von falschem oder belastendem Essen nicht.

Ein weiteres Beispiel kennt sicher jeder, der gerne feiert. Früher war man trotz einer »durchzechten« Nacht nach einigen Stunden Schlaf wieder fit. Doch spätestens ab einem Alter von Mitte 30 spürt man die Nachwirkungen einer Partynacht noch Tage später.

Der sanfte Energielieferant

In China geht man davon aus, dass man die negative Wirkung von Nahrungsmitteln ab etwa 40 Jahren spürt, da der Körper dann nicht mehr über so viel Lebensenergie verfügt. Ab dieser Zeit steckt er also unsere kleineren und größeren Ernährungssünden nicht mehr so leicht weg.

Da wir meist nicht die Zeit haben, uns längere Ruhephasen zu gönnen, sind wir gezwungen, den Alltag mit der Erschöpfung, dem Unwohlsein und den körperlichen sowie seelischen Beschwerden irgendwie zu meistern. Viele haben dabei Strategien entwickelt, wie sie dieses Ungleichgewicht ausgleichen können, um sich wieder besser zu fühlen. Wir wissen intuitiv, was uns gut tut. Der eine sucht Entspannung bei einem heißen Bad, der andere macht einen Verdauungsspaziergang oder geht ins Fitnessstudio. Wieder andere greifen zur Tüte mit den Gummibärchen. Die meisten Menschen haben Wohlfühlstrategien dieser Art entwickelt, die allerdings oft unbewusst, gewissermaßen »ganz nebenbei« ablaufen. Langfristig bewahren sie uns allerdings nicht vor Stresszuständen und können sogar zu weiteren gesundheitlichen Problemen führen, wie man am Beispiel der Gummibärchentüte sehen kann. Doch auch der entgegengesetzte Ausgleich – vor lauter Stress so viel Sport

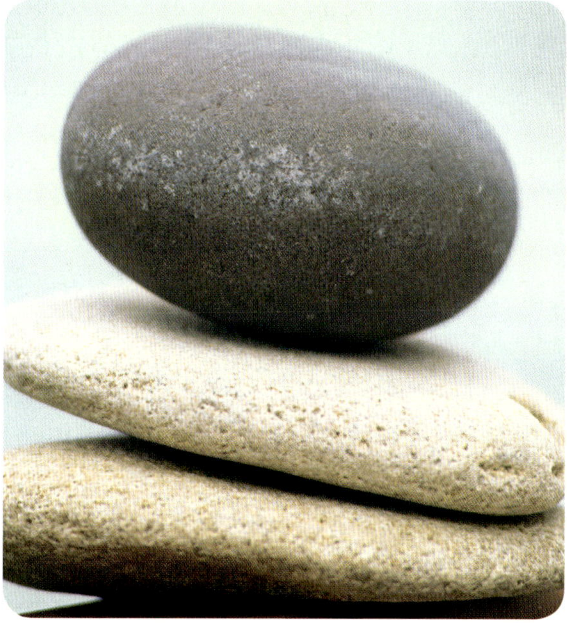

Perfekte Balance: mit Ener-Chi zum Gleichgewicht von Körper, Geist und Seele

zu treiben, dass man sich ständig körperlich überfordert – kann keine Lösung sein.
Wir benötigen einen sanften Energielieferanten, der uns mit einer Zusatzladung Energie versorgt, ohne unserer Gesundheit zu schaden. Mit Ener-Chi möchte ich Ihnen ein Konzept vorstellen, das sich ideal dazu eignet, das innere Gleichgewicht wiederherzustellen und Stress sowie negative Emotionen abzustreifen. Gleichzeitig werden durch die Bewegungsabläufe die Gesundheit gestärkt und die körperliche Fitness verbessert.

Auch wissenschaftlich überzeugend

Wie wirkungsvoll Ener-Chi ist, hat eine Studie im Rahmen einer Diplomarbeit des Studiengangs für Sportwissenschaften an der TU München gezeigt. 87 Versuchspersonen haben Ener-Chi über einen längeren Zeitraum hinweg regelmäßig durchgeführt. Bei der abschließenden Befragung zeigte sich, dass die gesundheitsorientierten Übungen von Ener-Chi zu mehr Gelassenheit und damit zu einer besseren Bewältigung des Alltags verhelfen, die Körperwahrnehmung verbessern und die Regenerationszeit des Körpers beschleunigen. Die Teilnehmer fühlten sich einfach kraftvoller und energiegeladener.

Ener-Chi – das Beste aus Ost und West

Ener-Chi setzt sich aus den Wörtern »Energie«, wie wir es hier im Westen verwenden, und »Chi« (oder »Qi«) zusammen, einem Begriff, dem im östlichen Kulturkreis etwa die gleiche Bedeutung zukommt.
Das hat seinen guten Grund. Denn Ener-Chi ist eine Synthese aus westlichen und östlichen Trainingsmethoden. Es kombiniert Übungen aus dem Qi Gong, einem höchst effektiven chinesischen Bewegungsprogramm, das in China auch medizinisch zur Anwendung kommt, mit dem sportmedizinischen Wissen des Westens.
Das Ergebnis ist ein leicht erlernbares Programm, das Körper, Geist und Seele harmonisiert und ins Gleichgewicht bringt. Durch sanfte, einfache und gezielte Bewegungsabläufe werden einzelne Körperpartien aktiviert. Auch auf Organe und Psyche wirken sich die Bewegungen positiv aus.

Chi – Kraftstoff des Lebens

Wir verwenden den Begriff »Energie« gleichbedeutend mit einer Kraft, die einer Sache oder einem Wesen innewohnt. Im asiatischen Kulturkreis kommt dieser Kraft, dem Chi, eine viel umfassendere Stellung zu. Dort nimmt man an, dass das Chi als universelle Lebensenergie oder Naturkraft in allem enthalten ist, auch im menschlichen Körper. Und dort entscheidet es maßgeblich über Gesundheit oder Krankheit.

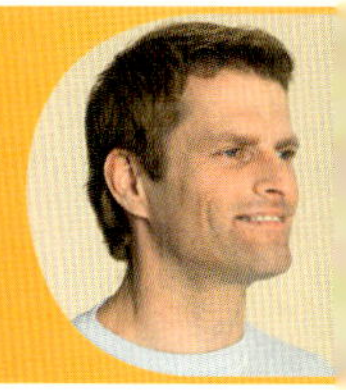

Laut Traditioneller Chinesischer Medizin (TCM) fließt das Chi auf so genannten Meridianen, einem »Leitsystem«, das den Körper wie ein dichtes Netz durchzieht und Organe sowie Gewebe mit Energie versorgt. Dieses Leitsystem ähnelt dem des Blutes oder der Lymphe. Die Meridiane (auch Leitbahnen oder Energiekanäle) sind so subtil, dass sie mit den heute zur Verfügung stehenden wissenschaftlichen Geräten bisher noch nicht sichtbar gemacht werden konnten. Doch auch im eher schulmedizinisch orientierten Westen findet die Traditionelle Chinesische Medizin mit ihrer Lehre von den Meridianen immer mehr Anhänger; sie wird bei uns vor allem mit der Akupunktur angewendet.

Eine Krankheit, so die Traditionelle Chinesische Medizin, ist eine Blockade des Chi. Jede Form von Unwohlsein, Beschwerden oder Schmerzen ist eine Unterbrechung im Fluss der Lebensenergie und stört die Einheit von Körper, Geist und Seele. An bestimmten Stellen entsteht dabei durch Stauung ein Überschuss an Energie, an anderen ein Mangel.

Mit Ener-Chi wurden gezielt Übungen entwickelt, die diesen Defiziten entgegenwirken oder sie erst gar nicht entstehen lassen. Die Ener-Chi-Übungen zielen darauf ab, den Körper zu harmonisieren und ihn wieder ins Gleichgewicht zu bringen.

Ähnlich wie beim Yoga gibt es bei Ener-Chi Übungen, die bestimmte Körperregionen – besser gesagt Meridiane – stimulieren und damit zur Selbstheilung oder Linderung bestehender Leiden beitragen.

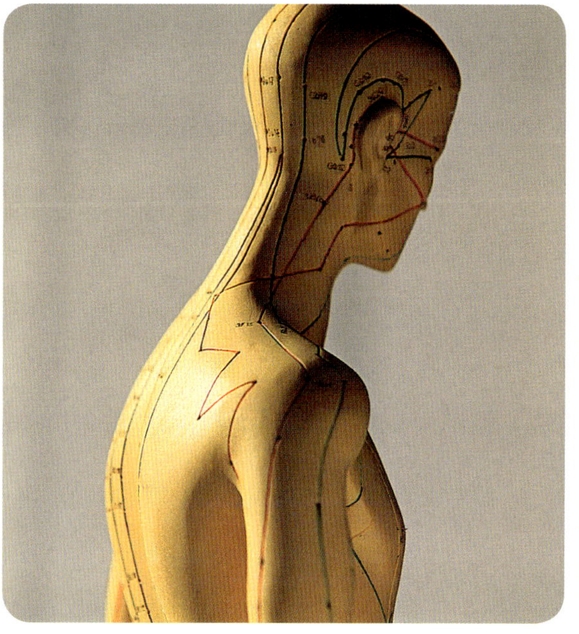

Die Meridianlehre ist eine der Grundlagen des Ener-Chi-Programms.

Qi Gong – heilendes Bewegungsprogramm aus Fernost

Wie bereits erwähnt (siehe S. 10), enthält Ener-Chi eine ganze Reihe von Elementen des Qi Gong. Qi Gong ist eine chinesische Bewegungs- und Konzentrationsform. Wie im Namen schon angedeutet, ist es das Ziel des Qi Gong, den Energiefluss des Körpers zu steigern und zu harmonisieren, da Energieblockaden oder Disharmonien Krankheiten auslösen.

In China hat die Vorstellung, dass Gesundheit von der harmonischen Einheit von Körper, Geist und Seele abhängt, eine jahr-

Gesundheitspluspunkte auf einen Blick

Dies alles leisten die Ener-Chi-Übungen für Ihre Gesundheit:

- Verbesserung der gesamten Blutzirkulation
- Verbesserung der Atmung und Sauerstoffaufnahme
- Vermehrte Produktion von Magensäften und Steigerung der Verdauungstätigkeit
- Vorbeugung von Zivilisationskrankheiten wie Rückenschmerzen, Herz-Kreislauf-Erkrankungen, Schlafstörungen, depressiven Verstimmungen, Asthma bronchiale, rheumatischen Erkrankungen und Osteoporose
- Steigerung der Konzentrationsfähigkeit
- Förderung einer positiven Grundstimmung
- Stärkung des Immunsystems
- Anregung der Selbstheilungskräfte
- Vorbeugung von Altersbeschwerden, die auf dem Verlust der Beweglichkeit und des Gleichgewichts beruhen (z. B. Unsicherheit beim Gehen)
- Abbau von Stress, Nervosität und innerer Unruhe
- Verbesserung der Beweglichkeit bei Haltungsschwächen, Rückenschmerzen und muskulären Verspannungen
- Regulierung des gesamten Nervensystems
- Förderung der Heilung nach Prellungen, Verstauchungen, Zerrungen und Operationen

tausendealte Tradition. Daher spielt in der chinesischen Medizin die Vorbeugung von Krankheiten eine entscheidende Rolle. Man setzt auf Präventivmaßnahmen in Form von gesundheitsorientierter Ernährung und Bewegung wie dem regelmäßigen Praktizieren bestimmter Übungen.

Dieses Wissen um die erfolgreiche Behandlung von Krankheiten durch Präventivmaßnahmen wie z. B. Qi-Gong-Übungen wurde in das moderne, auf westliche Bedürfnisse zugeschnittene Bewegungsprogramm Ener-Chi aufgenommen.

Die an das Qi Gong angelehnten Elemente und Bewegungsabläufe der Ener-Chi-Übungen gleichen Disharmonien im Körper aus und dienen der langfristigen Harmonisierung. Durch die Übungen wird an den Gelenken und Sehnen entweder eine Spannung aufgebaut, oder – umgekehrt – die Gelenke und Sehnen werden bei Bedarf entspannt. Gleichzeitig reduziert eine ruhige, tiefe Atmung während der Übung die emotionale Anspannung. Bei regelmäßigem Durchführen der Ener-Chi-Übungen gelangen wir zu mehr Gelassenheit und Ausgeglichenheit – und dies ist die Basis, auf der sich die Selbstheilungskräfte in unserem Organismus entfalten können.

Mehr Belastbarkeit im Alltag

Die Weltanschauungen und Philosophien, die asiatischen Bewegungskonzepten zugrunde liegen, sind für uns häufig schwer zu verste-

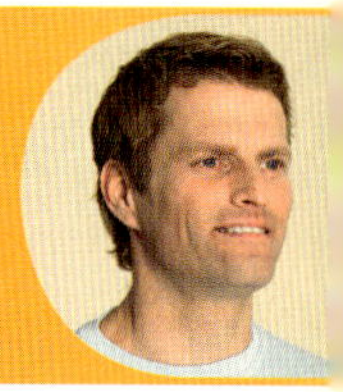

hen und nachzuvollziehen. Bis sich bei dem Trainierenden erste Erfolge einstellen, kann viel Zeit vergehen. Eines der wichtigsten Prinzipien von Ener-Chi ist daher die leichte Erlernbarkeit. Darüber hinaus stellen sich schnell spürbare Erfolge ein. Neben Elementen des Qi Gong finden sich auch Kräftigungs- und Dehnübungen im Ener-Chi-Programm wieder, deren Wirksamkeit in sportmedizinischen Kreisen bekannt und erwiesen ist. So unterstreichen viele sportphysiologische Studien im In- und Ausland die positive Wirkung des Dehnens auf unseren Bewegungsapparat.

Entgegen der landläufigen Meinung wird der Muskel durch Dehnübungen oder Stretching jedoch nicht länger; er wird für kurze Zeit belastet und kann dadurch größere Spannungen und Belastungen aushalten. Bei vielen Menschen kommt es aufgrund von mangelnder Bewegung zu Verkürzungen der Muskulatur und dadurch zu Bewegungseinschränkungen. Durch Dehnübungen, wie sie im Ener-Chi-Programm enthalten sind, wirken Sie solchen Beschwerden entgegen. Verspannungen und Muskelverhärtungen können durch die gezielten Übungen gemindert oder beseitigt werden. Zusätzlich wird das Verletzungsrisiko der Muskeln, Sehnen und Gelenke gesenkt.

Und schließlich wirkt sich das Dehnen auch positiv auf die Psyche aus. So werden Dehnübungen (»Asanas«) seit Jahrhunderten im Yoga verwendet, um den Körper auf die Meditation vorzubereiten.

Kräftigungstraining macht stark

Tragen Sie Ihre schweren Einkaufstüten immer mit dem rechten Arm, und fühlt es sich irgendwie komisch an, wenn Sie die Seite wechseln? Das kommt daher, dass wir unsere Muskulatur meist einseitig belasten und damit Gelenke und Wirbelsäule überfordern. Die Folge können Reizzustände der betroffenen Gelenke sein, auch unsere Leistungsfähigkeit wird negativ beeinflusst.

Deshalb spielen Kräftigungsübungen unter sportwissenschaftlichen Gesichtspunkten ebenfalls eine sehr wichtige Rolle für einen gesunden Körper. Denn unsere Muskulatur ist das größte (!) menschliche Organ und nimmt im Alter an Masse und Kraft deutlich ab. Damit verliert es seine stabilisierende Funktion, was sich z. B. in Rückenbeschwerden äußert. Durch Kräftigungsübungen, wie sie im Ener-Chi-Programm enthalten sind, können solche Beschwerden gelindert oder sogar ganz vermieden werden.

Ener-Chi bringt Ihren Körper ins Gleichgewicht

Übungen aus dem Qi Gong kombiniert mit sportmedizinischem Know-how in Form von Kräftigungs- und Dehnübungen führen zu einem harmonischen und ausgeglichen körperlichen Zustand – die optimale Voraussetzung für Gesundheit und Leistungsfähigkeit.

Ener-Chi

Einfach

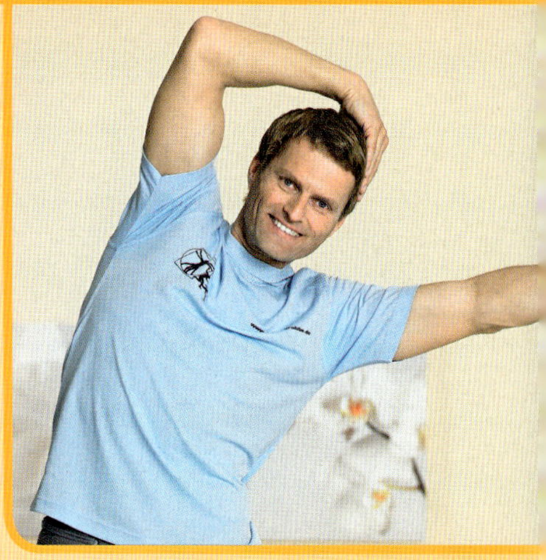

erlernbar

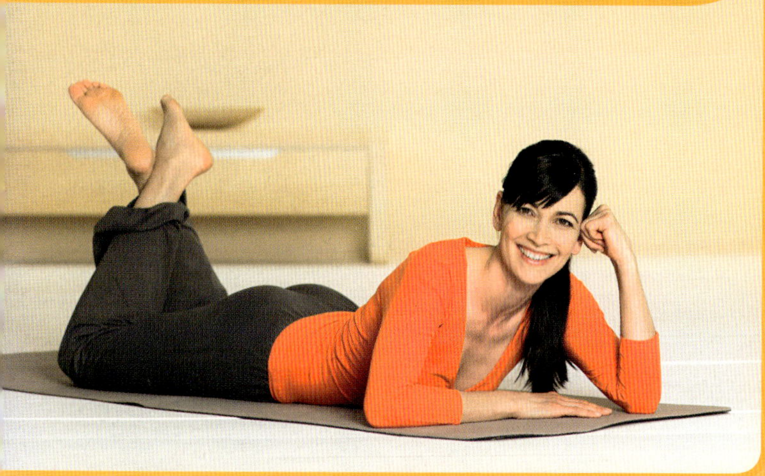

Ener-Chi in der Praxis

Bevor Sie mit Ener-Chi beginnen, lernen Sie einige Grundsätze kennen, die Ihnen den Einstieg in und die Durchführung von Ener-Chi erleichtern und Sie damit schneller an Ihr Ziel bringen. Mit Ener-Chi trainieren Sie das Zusammenspiel von Atmung, Bewegung und Konzentration. Durch fließende Bewegungsabläufe, eine bewusste Atmung und die Fokussierung der Aufmerksamkeit werden Energieblockaden und Verspannungen im Körper gelöst. Ihr gesamter Organismus erhält dadurch einen regelrechten Energieschub.

Mit Ener-Chi steigern Sie Wohlbefinden und Lebensqualität.

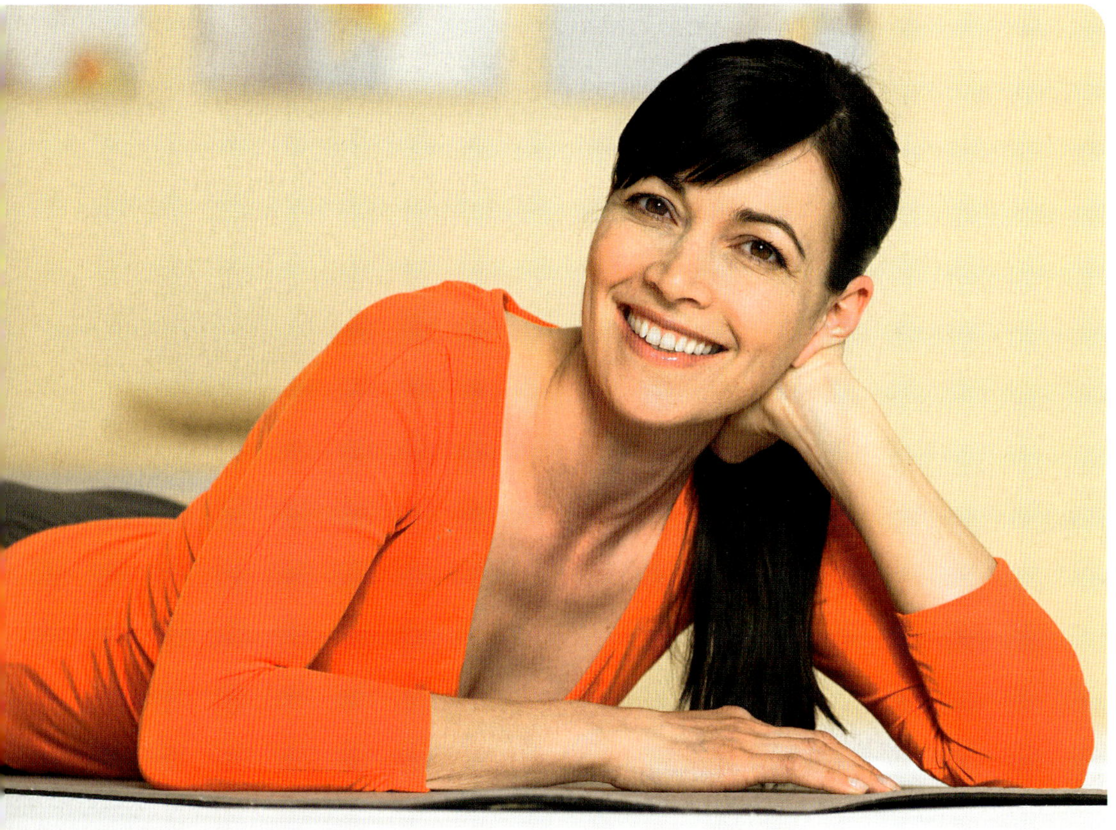

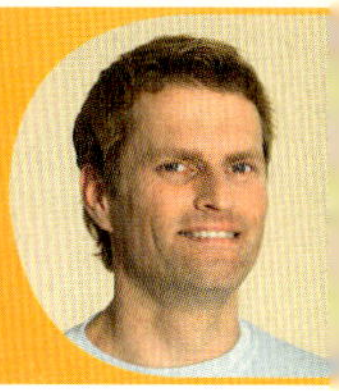

Ener-Chi-Übungen – einfach erlernbar

Die Grundlage der Ener-Chi-Übungen bilden Bewegungen, wie wir sie im Alltag häufig auch unbewusst ausüben. Diese natürlichen Bewegungsmuster wenden wir intuitiv an, um uns Entspannung oder Konzentration zu verschaffen, so beispielsweise das Schließen der Augen, mit dem wir unsere Konzentration steigern wollen. Bei Verspannungen verschaffen wir uns durch Klopfen, Reiben oder Drücken der betroffenen Stelle Linderung. Auch das Strecken der Arme und des ganzen Körpers befreit uns von Anspannung. Ein wesentlicher Vorteil der Ener-Chi-Übungen liegt darin, dass sie auf diesen Bewegungsabläufen beruhen und somit einfach erlernbar sind. Zudem verbraucht der Körper kaum Energie, wird also nicht bis zur Erschöpfung belastet, wie es bei vielen Fitness- und Trainingskonzepten der Fall ist. So werden weder die Lunge noch die Muskeln über einen längeren Zeitraum hinweg übermäßig beansprucht.

Atmung als Energielieferant

Die Atmung ist ein zentrales Thema bei Ener-Chi. Jede Bewegung wird von einem tiefen Ein- und Ausatmen begleitet, das die einzelnen Übungsphasen synchronisiert und unterstützt. So werden Sie beim Training automatisch in einen ruhigeren und tieferen Atemrhythmus verfallen und damit einen entspannten und gelassenen Zustand erreichen. Dabei steht die Bauchatmung im Mittelpunkt. Atmen Sie bewusst in die Bauchhöhle ein und dann langsam durch die Nase wieder aus.

Mit der Zeit wird sich ein ganz natürlicher Atemrhythmus einstellen, und Ihre Atmung

Ener-Chi – für jeden geeignet

Die Ener-Chi-Übungen entsprechen unseren natürlichen Bewegungsmustern und sind dadurch leicht zu erlernen und durchzuführen. Die tiefe und ruhige Bauchatmung versetzt uns in einen entspannten Zustand, der auch im Alltag anhält und Stress reduziert sowie dabei hilft, stressbedingte körperliche Beschwerden zu beseitigen. Wenn Sie sich während Ihres Ener-Chi-Trainings all Ihre Aufmerksamkeit schenken, gelangen Sie zu einem neuen Selbstbewusstsein und Körpergefühl. Und last but not least: Ener-Chi ist für jeden geeignet!

- **Gesundheitsbewusste Menschen, die ein anspruchsvolles und leicht durchführbares Trainingsprogramm suchen**
- **Sportler, die nach einem harten, leistungsorientierten Training ein sanftes, gelenkschonendes Programm benötigen**
- **»Best Agers«, die ein leicht erlernbares Trainingskonzept suchen, in das man ohne körperliche Voraussetzungen jederzeit einsteigen kann und das in kurzer Zeit Fitness und Gesundheit steigert**

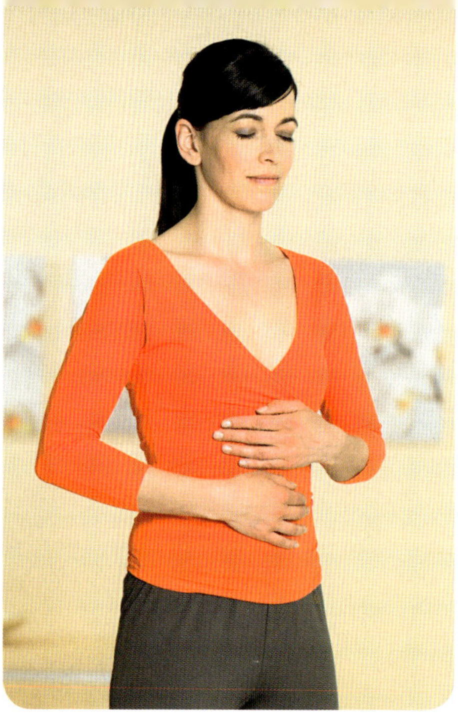

Atmung, Bewegung und Konzentration greifen bei Ener-Chi perfekt ineinander.

wird zur Ruhe kommen. Dies hat auch eine beruhigende Wirkung auf das vegetative Nervensystem und die Organe, die bei Stress in erhöhte Leistungsbereitschaft versetzt werden. Durch die ruhigere und tiefere Atmung während der Übungen senken Sie Anspannung und Stresspegel. Nervöse Leiden können so vermieden werden, Sie erhalten mehr Energie und tanken Kraft.

Durch Konzentration die Körperwahrnehmung steigern

Während der Zeit, in denen Sie die Ener-Chi-Übungen durchführen, sollten Sie völlig ungestört sein. Sorgen Sie dafür, dass Sie sich ganz auf Ihren Körper und die Übungen konzentrieren können. Sie werden überrascht sein, welch positive Auswirkungen dies auf Ihren gesamten Organismus hat.
Jede Bewegung sollte bewusst ausgeführt und mit allen Sinnen erlebt werden. Jede Übung wird so langsam durchgeführt, dass Sie in sich hineinspüren können und immer neue Wahrnehmungen und Veränderungen feststellen werden. Auf diese Weise schärfen Sie Sinne und Wahrnehmung und geben sich – im wahrsten Sinne des Wortes – ein neues Selbst-Bewusstsein. Mit der Zeit werden Sie spüren, wie Sie sich bei regelmäßigem Üben immer leichter und vor allem besser konzentrieren können.

Die Ener-Chi-Prinzipien

Mit dem Ener-Chi-Trainingsprogramm können Sie Ihre persönlichen Ziele rasch erreichen. Damit Ihnen das ganz mühelos gelingt, sollten Sie lediglich einige grundsätzliche Dinge beachten – gewissermaßen die Grundprinzipien des Ener-Chi-Programms.

Auf den richtigen Zeitpunkt kommt es an

Bei der Wahl des richtigen Trainingszeitpunkts kommt es ganz auf Ihren persönlichen Rhythmus an. Sehr gut eignen sich die Ener-Chi-Übungen beispielsweise, um den neuen Tag zu beginnen. Die ruhigen und fließenden Bewegungen verhelfen uns zu einem entspannten und gelassenen Einstieg – am besten vor dem Frühstück mit einer Tasse Tee. Sie können die Übungen aber auch durchführen, um den Tag zu beenden, oder Sie machen sie zu Ihrem Abendritual, bei dem Sie den Stress des Tages vergessen und sich auf die Nachtruhe einstimmen kön-

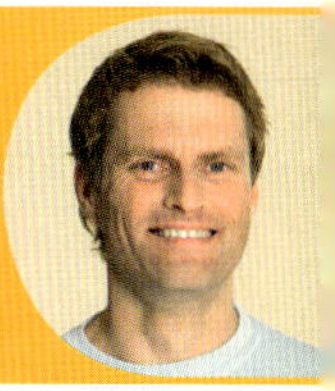

nen. Natürlich können Sie Ener-Chi auch zu jeder anderen Zeit, im Büro oder unterwegs durchführen. Sie sollten sich allerdings in den rund 15 Minuten, die ein komplettes Programm dauert, von niemandem stören lassen – weder vom Festnetztelefon noch vom Handy oder von der Türklingel. Und auch Ihre Kinder, Kollegen oder Nachbarn sollten Sie beim Üben in Ruhe lassen.

Sollte dies nicht möglich sein, empfehle ich Ihnen, das Programm zu halbieren oder über den Tag verteilt durchzuführen. Einzelne Übungen können Sie auch gezielt machen, um z. B. direkt einer stressigen Situation, die Sie gerade erlebt haben, entgegenzuwirken. Achten Sie jedoch auf eine regelmäßige und vor allem tägliche Durchführung des Programms: Dann werden sich die gewünschten Effekte sehr schnell einstellen.

Es geht ganz ohne Ausrüstung

Im Gegensatz zu anderen Sportarten und Entspannungsübungen hat Ener-Chi noch einen weiteren entscheidenden Vorteil: Es lässt sich ganz ohne Hilfsmittel ausüben. Alles, was Sie für Ihr Training benötigen, sind bequeme, nicht einengende Kleidung und eine weiche Unterlage wie eine Decke oder eine Matte für die Bodenübungen. Damit können Sie unabhängig an (fast) jedem Ort trainieren.

Die Grundposition

Nach der mentalen Einstimmung folgt die körperliche Einstimmungsübung bzw. Zentrierung. Nun lenken Sie Ihre Aufmerksamkeit auf den ganzen Körper und erhöhen damit das Körpergefühl und die gesamte Wahrnehmung Ihres Körpers.

Stellen Sie sich aufrecht hin, und stellen Sie sich vor, dass Sie jemand am höchsten Punkt des Kopfes, am Scheitelpunkt, wie

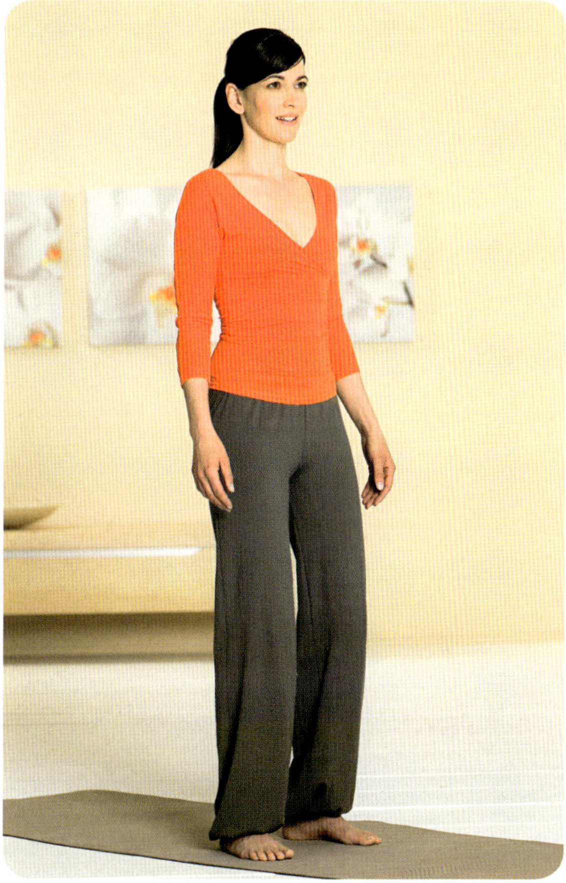

Die Ener-Chi-Übungen im Stehen beginnen alle mit der Grundposition.

Die Ener-Chi-Checkliste

- Tragen Sie bequeme Kleidung, und legen Sie vor allem störende Gegenstände wie Gürtel, Haarspangen, Schmuck oder eine Uhr ab.
- Legen Sie eine weiche Unterlage, (Yoga-)Matte oder Decke bereit.
- Schalten Sie nach Möglichkeit störende Nebengeräusche aus, beispielsweise Festnetztelefon, Handy, Klingel u. Ä.
- Bestimmen Sie das Tempo der Übungen selbst.
- Schenken Sie sich in jedem Moment der Übung die größtmögliche Aufmerksamkeit und Konzentration.
- Achten Sie auf Veränderungen, die sich bei der Wiederholung der Übungen einstellen.
- Wenn Sie mögen, können Sie beim Training eine ruhige, entspannende Musik hören.
- Während der Ener-Chi-Übungen wird die Bauchatmung angewendet. Atmen Sie tief und bewusst in den Bauch ein und aus. Achten Sie bei den Übungsanleitungen auf die Angaben, die eventuell zur Atmung gemacht werden.
- Bauen Sie Ener-Chi fest in Ihren Alltag ein.
- Regelmäßigkeit ist das A und O: Üben Sie jeden Tag – und sei es auch nur eine einzige Ener-Chi-Übung.

eine Marionette aufgehängt hätte. An diesem Aufhängungspunkt hängt die Wirbelsäule ganz locker. Vermeiden Sie es, ins Hohlkreuz zu fallen. Die Füße stehen parallel zueinander, die Beine sind hüftbreit geöffnet, die Knie leicht gebeugt. Die Schultern hängen locker zur Seite, sind also nicht angehoben. Die Arme hängen seitlich am Körper herab, Handgelenke und Hände sind entspannt und jeweils zu einer leichten Schale geformt.

Atmen Sie einige Male bewusst tief in die Bauchhöhle ein und wieder aus; Sie werden merken, wie sich Ihre Körperwahrnehmung verändert. Die Aufmerksamkeit auf die Bauchatmung zu lenken hat den zusätzlichen Vorteil, dass der Gedankenfluss beruhigt wird und wir uns leichter auf das Hier und Jetzt konzentrieren können.

Ein individuelles Programm

Ihr tägliches Ener-Chi-Programm können Sie sich nun individuell selbst zusammenstellen. Neben detaillierten Übungsbeschreibungen finden Sie im folgenden Kapitel auch Angaben darüber, welche Körperregion die jeweilige Übung unter sportmedizinischen Gesichtspunkten optimal trainiert und welche Meridiane gemäß der Traditionellen Chi-

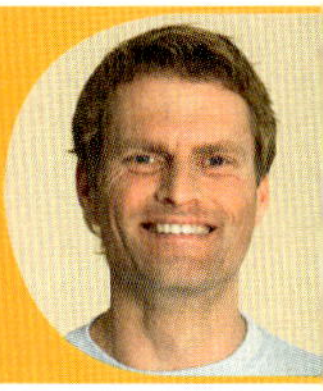

nesischen Medizin stimuliert werden, damit der Chi-Fluss gesteigert und gefördert wird (eine Übersicht über den Verlauf der Meridiane im Körper finden Sie in den Umschlaginnenseiten dieses Buchs). Ob Sie nun der östlichen oder westlichen Sichtweise näher stehen, spielt dabei keine Rolle; auf alle Fälle unterstützen Sie mit den Ener-Chi-Übungen immer Ihre Gesundheit und steigern Ihre Fitness und Ihr Wohlbefinden.
Ausgehend von der Grundposition (siehe S. 19f.), beginnen Sie mit einer Entspannungsübung im Stehen, die Sie im nachfolgenden Kapitel (siehe S. 24ff.) auswählen können. Nach dieser Einstiegsübung wählen Sie der Reihe nach je eine Übung aus den Bereichen Dehnung, Mobilisation und Kräftigung. Damit ist Ihr tägliches Ener-Chi-Pensum schon fast erreicht. Sie beenden das Ener-Chi-Programm entweder mit der Entspannungsübung, die Sie zu Beginn des Trainings durchgeführt haben, oder wählen eine andere Übung aus dem Bereich Entspannung aus. Sie führen somit täglich fünf Ener-Chi-Übungen durch. Natürlich können Sie Ihr Training auch erweitern und mehrere Übungen auswählen. Sie sollten die Übungen allerdings einige Tage lang trainieren, bis Sie sich sicher darin fühlen, und das Programm erst danach durch weitere Übungen ergänzen.

Grundaufbau des Ener-Chi-Programms

Ihr tägliches Ener-Chi-Training können Sie selbst bestimmen. Es besteht aus den folgenden Komponenten:

- Eine Entspannungsübung (siehe S. 24ff.)
- Eine oder mehrere Dehnübungen (siehe S. 36ff.)
- Eine oder mehrere Mobilisationsübungen (siehe S. 52ff.)
- Eine oder mehrere Kräftigungsübungen (siehe S. 72ff.)
- Dieselbe Entspannungsübung, mit der Sie begonnen haben

Übung macht den Meister

Sie können die Wiederholungszahl der Übungen je nach Leistungsstand variieren. Am Anfang sollten Sie die Übungen ruhig häufiger wiederholen, um sie sauber auszuführen und Ihre Wahrnehmung und Achtsamkeit zu steigern. Da Sie bei einigen Übungen Arme und Beine gleichzeitig bewegen, ist es zu Beginn hilfreich, sich erst getrennt auf die Bewegung der einzelnen Körperregionen zu konzentrieren. Folgen Sie beispielsweise zuerst dem Bewegungsablauf der Arme, und achten Sie dann auf die Beinbewegung, bis Sie den Bewegungsablauf sicher beherrschen. Und eines ist noch ganz wichtig: Bei Ener-Chi geht es weder um Schnelligkeit noch um eine besonders große Anzahl von Übungen oder Wiederholungen. Sie stehen nicht unter Leistungsdruck!

Ener-Chi

Übungen

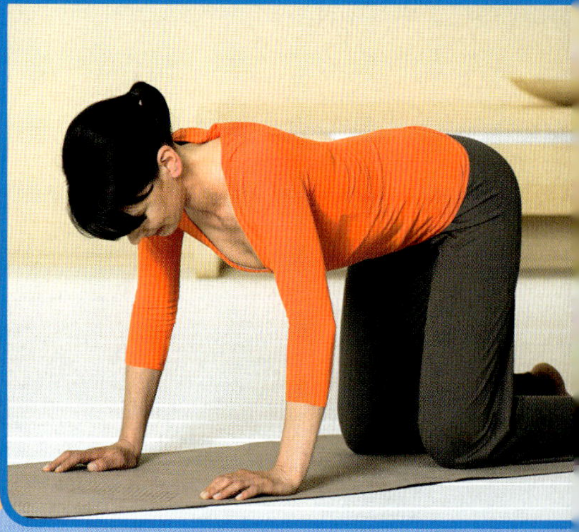

für jeden Tag

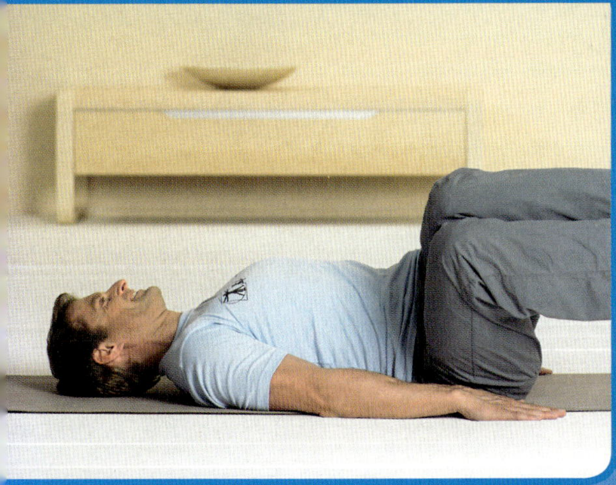

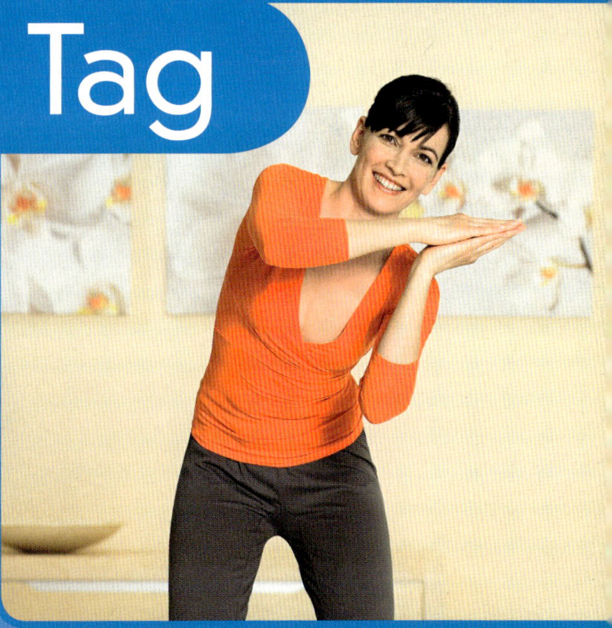

Entspannung und Zentrierung

Auf den Seiten 24 bis 35 finden Sie Übungen, mit denen Sie in Ihr tägliches Ener-Chi-Programm einsteigen sollten. Diese Übungen steigern Ihre Aufmerksamkeit und sorgen für ein entspanntes Körpergefühl.

Entspannung – Übung 1

Durch diese Übung trainieren Sie:

- Entspannung des Schultergürtels; Lockerung des Brustkorbs; Tiefenatmung

Durchführung

Wie alle Übungen im Stehen beginnen Sie auch diese Übung mit der Grundposition (siehe S. 19f.). Nun bringen Sie Spannung in die Arme, indem Sie sie leicht anwinkeln und vor dem Körper nach oben führen – beim Einatmen bis auf Schulterhöhe ❶. Beim Ausatmen sinken die Arme ab, bis sie wieder seitlich am Körper liegen. Die Handflächen zeigen während der ganzen Übung zum Boden ❷. Sie können die Übung variieren, indem Sie beim Heben der Arme die Beine durchstrecken und beim Senken die Knie beugen. Deuten Sie beides aber nur leicht an, d. h., gehen Sie nicht extrem in die Knie und strecken Sie die Beine nicht zu stark durch.

So vermeiden Sie Fehler

Stellen Sie sich vor, Sie bewegten die Arme unter Wasser und müssten sie gegen den Widerstand des Wassers anheben. Auf diese Weise erreichen Sie automatisch eine langsamere und bewusstere Durchführung der Übung. Konzentrieren Sie sich ganz auf Ihren Körper bzw. auf einzelne Körperpartien. Halten Sie die Bauchspannung und einen aufrechten Rücken. Fixieren Sie einfach mit den Augen einen Punkt vor sich in Augenhöhe, um den Kopf nicht zu weit zu heben und zu senken.

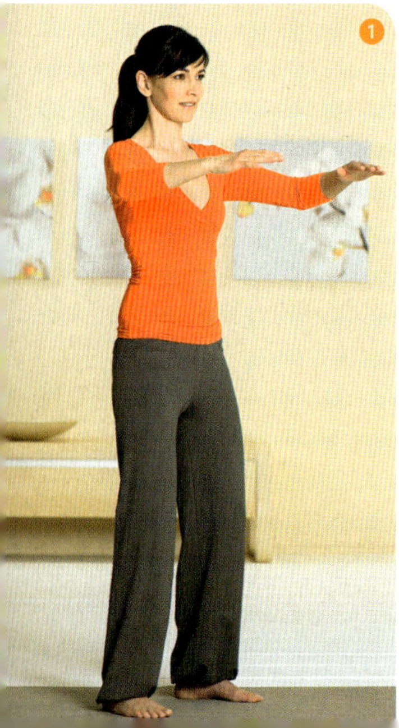

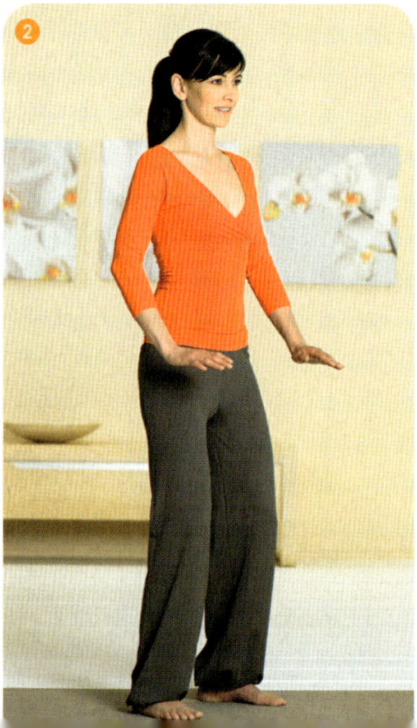

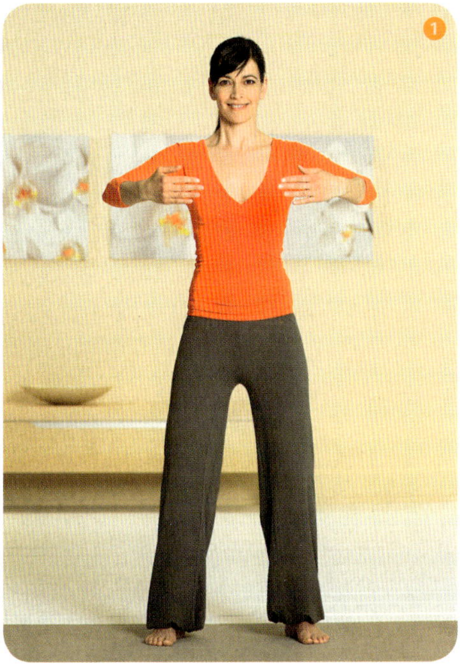

Zum Einstieg
bestens geeignet

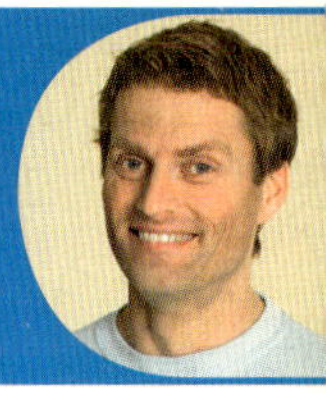

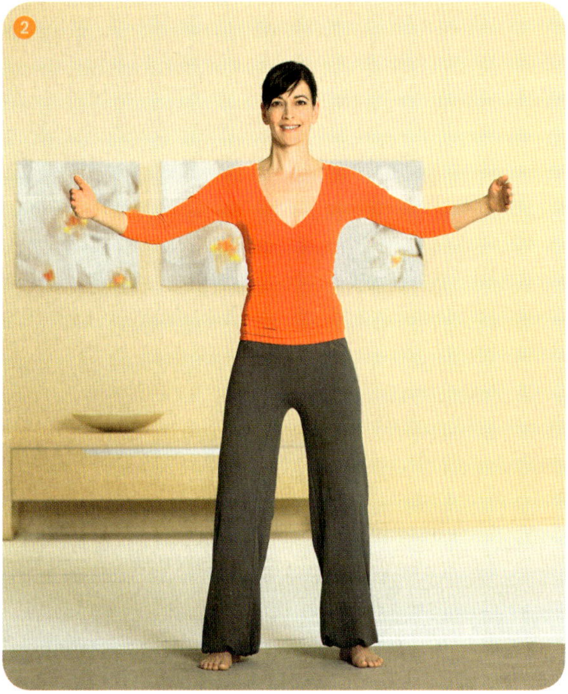

Durch diese Übung trainieren Sie:
Sportwissenschaftlich Mobilisation des Schultergürtels
Energetisch Aktivierung der Meridiane im Bereich des Schultergürtels (Lungen-, Herz- und Perikardmeridian)

Entspannung – Übung 2

Durchführung

Sie nehmen die Grundposition (siehe S. 19f.) ein. Nun halten Sie die Arme in Brusthöhe vor Ihrem Körper. Sie sind dabei leicht angewinkelt, so, als würden Sie einen Ball umfassen. Die Fingerspitzen zeigen zueinander 1. Achten Sie darauf, dass die Schultern locker bleiben. Beim Ausatmen schwingen die Arme in Schulterhöhe zur Seite und stoppen kurz vor der Schulterachse 2. Mit dem Einatmen führen Sie die Arme vor dem Brustkorb wieder zusammen.

Durch das Öffnen und Schließen der Arme in Schulterhöhe erfahren Schultergürtel und Brustkorb eine Mobilisation. Die Durchblutung wird angeregt, Verspannungen werden gelöst. Gleichzeitig werden die Schultern gekräftigt, und der Brustkorb wird geweitet.

So vermeiden Sie Fehler

- Halten Sie die Schultern während der gesamten Übung gesenkt.
- Halten Sie die Arme nicht zu hoch.

Durch diese Übung trainieren Sie:

Sportwissenschaftlich Mobilisation der Wirbelsäule

Energetisch Steigerung des Energieflusses in den Meridianen am Rumpf (Gallenblasenmeridian)

Entspannung – Übung 3

Durchführung

Nehmen Sie wie in der vorherigen Übung die Grundposition (siehe S. 19f.) ein. Heben Sie nun die Hände in Bauchhöhe, dabei zeigen Ihre Handinnenflächen zueinander, so, als würde sich eine kleine Kugel zwischen Ihren Händen befinden. Zwischen den Händen bleibt während der ganzen Übung eine Handbreit Abstand 1. Bewegen Sie nun ausschließlich die Arme, und zwar in Bauchhöhe immer im Wechsel von der rechten 2 zur linken 3 Seite.

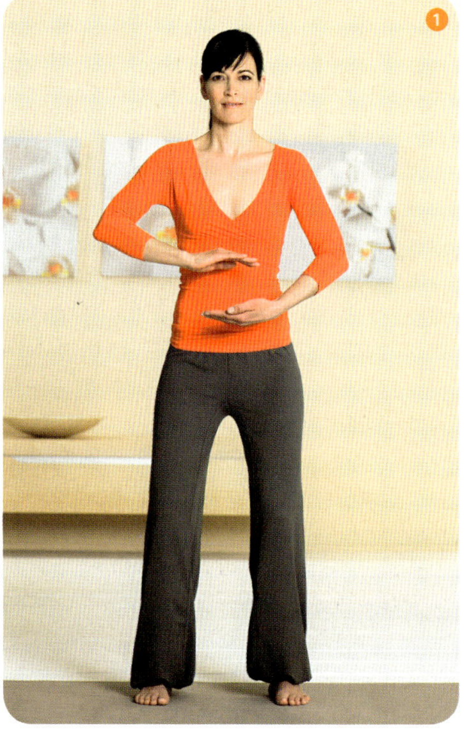

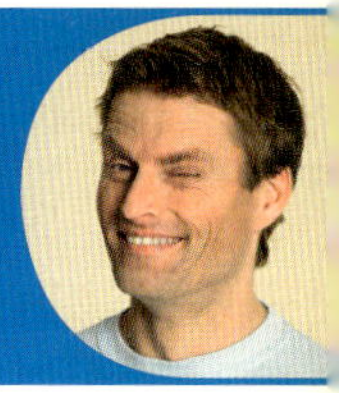

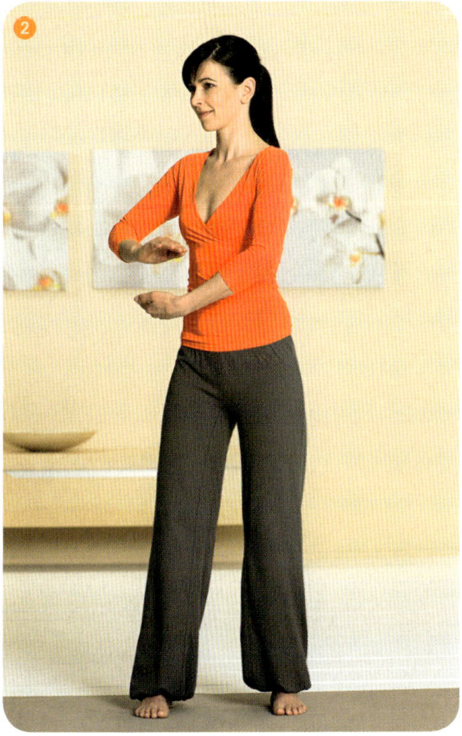

So vermeiden Sie Fehler

- Achten Sie auf Ihre Bauchspannung.
- Der Körperschwerpunkt ruht auch während der Bewegung auf beiden Beinen.
- Bewegen Sie nur den Oberkörper, die Beine bleiben ruhig.

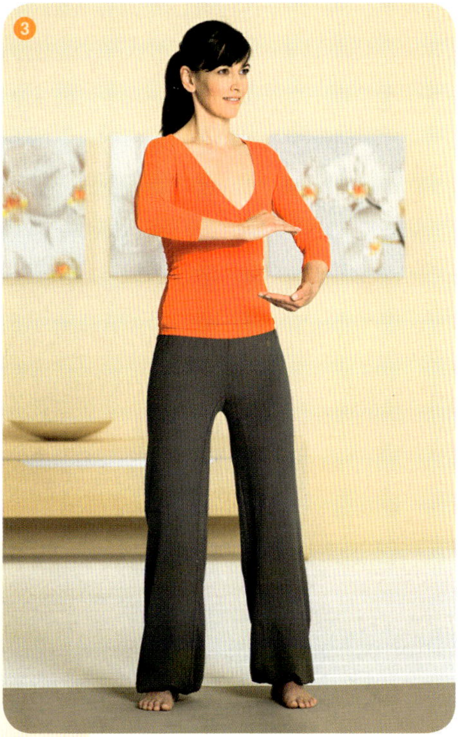

Durch diese Übung wird das Zusammenspiel der beteiligten Muskelgruppen verbessert. Solche Übungen erhöhen den Schutz bei Stürzen und Unfällen, da sie die Reaktions- und Koordinationsfähigkeit des Körpers steigern. Zudem wird Ihre Rückenmuskulatur gekräftigt und gleichzeitig gedehnt. Die Bewegung kommt einer Selbstmassage gleich, die sich auch positiv auf die inneren Organe auswirkt.

Entspannung – Übung 4

Durchführung

Von der Grundposition (siehe S. 19f.) aus wird der Abstand der Füße um einen Schritt zu jeder Seite erweitert. Wenn Sie nun das Körpergewicht nach links verlagern, wird das linke Bein gebeugt; gleichzeitig führen Sie den linken Arm auf Schulterhöhe nach oben.

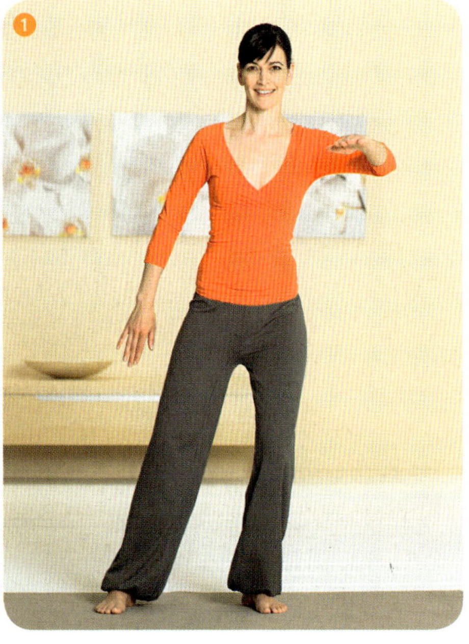

Dabei ist der Ellbogen leicht gebeugt, die linke Handfläche zeigt zum Boden. Der rechte Arm bleibt seitlich am Körper ❶.

Nun verlagern Sie das Gewicht auf die rechte Seite, indem Sie das rechte Knie beugen; gleichzeitig führen Sie den rechten Arm auf Schulterhöhe nach oben. Der linke Arm bleibt seitlich am Körper ❷. Durch die sanfte Links-/Rechtsbewegung des Körpers harmonisieren Sie Körper und Geist.

So vermeiden Sie Fehler

- Halten Sie das Standbein immer leicht gebeugt, damit das Kniegelenk nicht zu stark belastet wird. Das Knie sollte allerdings auch nicht über die Fußspitze hinausragen.

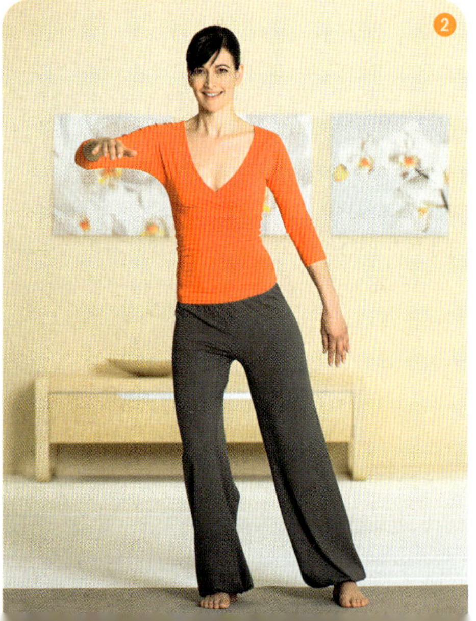

Durch diese Übung trainieren Sie:
Sportwissenschaftlich Kräftigung des Schultergürtels und der Beinmuskulatur
Energetisch Ausgleich der Yin- und Yang-Meridiane

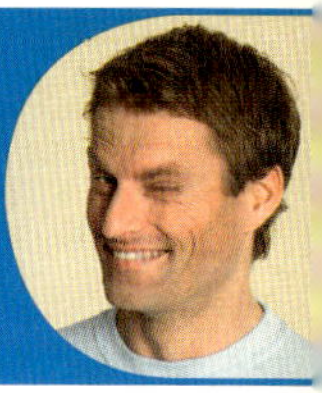

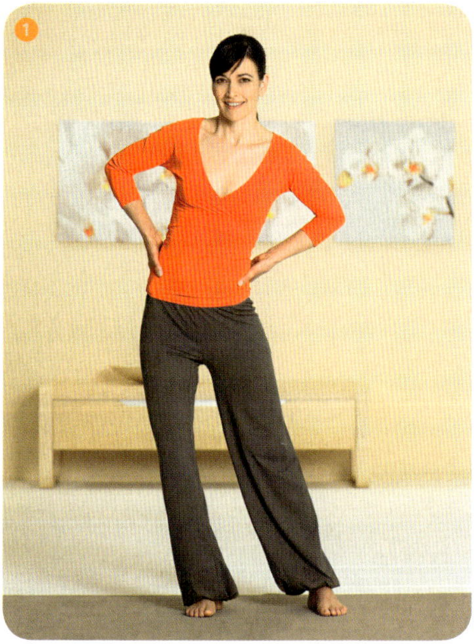

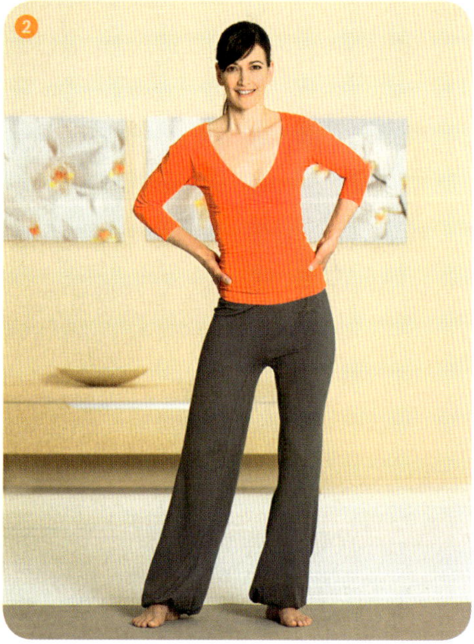

Durch diese Übung trainieren Sie:
Sportwissenschaftlich Mobilisation der Lendenwirbelsäule und des Beckens
Energetisch Steigerung des Energieflusses in den Meridianen im Rumpfbereich

Entspannung – Übung 5

Durchführung

Sie stehen wieder aufrecht in der Grundposition (siehe S. 19f.). Legen Sie nun Ihre Hände auf die Hüften, die Daumen zeigen dabei nach vorne. Bewegen Sie das Becken im Kreis nach rechts ❶. Nach jeder Kreisbewegung pendeln Sie das Becken wieder in der Mitte ein. Führen Sie die Bewegung 8-mal nach rechts aus, wechseln Sie die Richtung, und lassen Sie das Becken anschließend 8-mal nach links kreisen ❷.

Variante

Kippen Sie das Becken wie auf einer Linie nach rechts und nach links. Führen Sie keinen Kreis mehr aus, sondern kippen Sie das Becken vor und zurück.

So vermeiden Sie Fehler

- Achten Sie während der gesamten Übung auf die Bauchspannung.
- Bewegen Sie ausschließlich das Becken; der übrige Körper bleibt ganz ruhig.

Entspannung – Übung 6

Durch diese Übung trainieren Sie:
Sportwissenschaftlich Mobilisation der Wirbelsäule; Kräftigung des Schultergürtels; Dehnung der Brustmuskulatur
Energetisch Steigerung des Energieflusses in den Meridianen des Rumpfes und der oberen Extremitäten

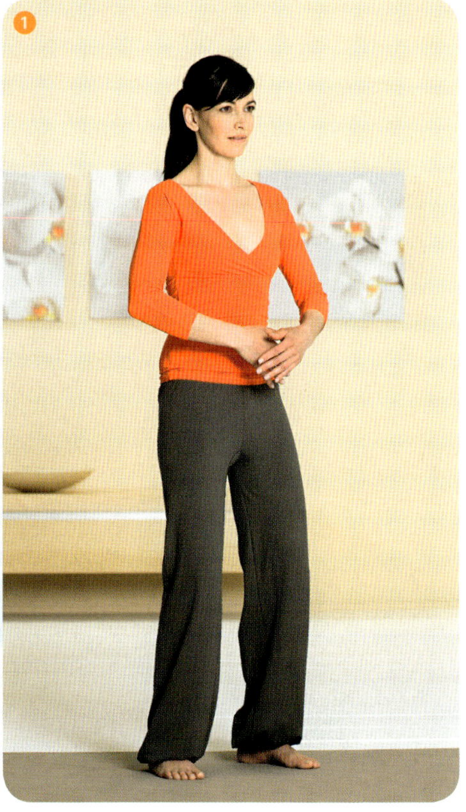

Durchführung

In der Grundposition (siehe S. 19f.) stehend, legen Sie Ihre Hände auf den Unterbauch 1. Frauen sollten dabei die linke Hand auf die rechte legen, Männer umgekehrt.
Drehen Sie nun den Oberkörper zur rechten Seite. Dabei strecken Sie die Arme seitlich aus, die Handflächen zeigen schräg zum Boden 2. Kommen Sie anschließend wieder zur Körpermitte zurück, und legen Sie die Arme wieder übereinander. Dann wird die Drehbewegung mit den Armen zur linken Seite ausgeführt 3. Führen Sie diese Übung mehrmals durch; Sie drehen sich gleichsam wie ein Pendel um Ihre Körpermitte.

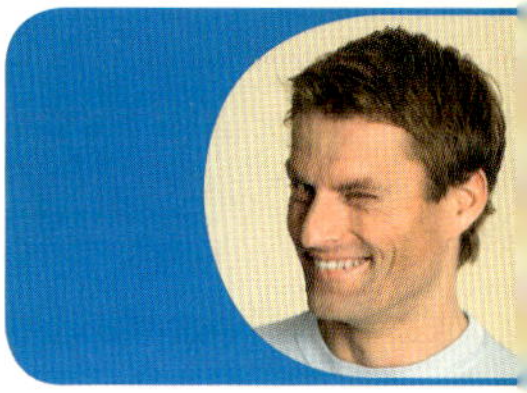

So vermeiden Sie Fehler

- Führen Sie die Bewegung langsam und fließend aus, und nehmen Sie dabei so wenig Schwung wie möglich.
- Halten Sie die Knie während der Drehbewegung leicht gebeugt.

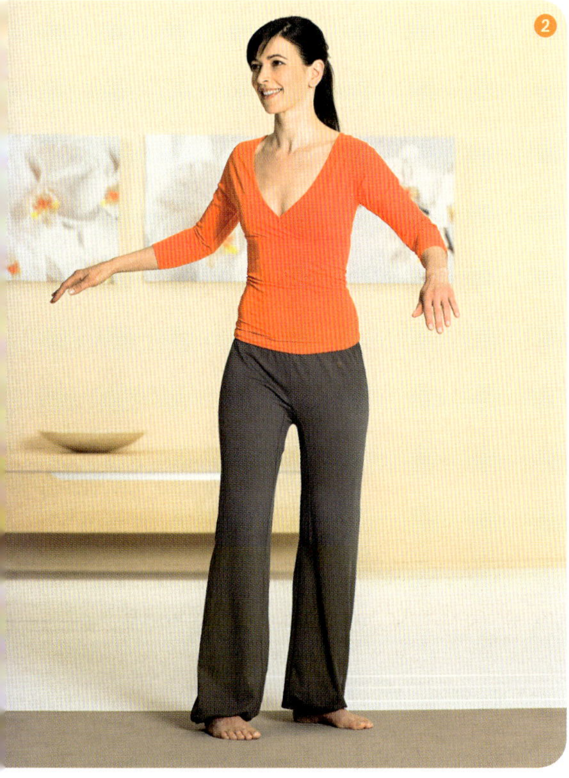

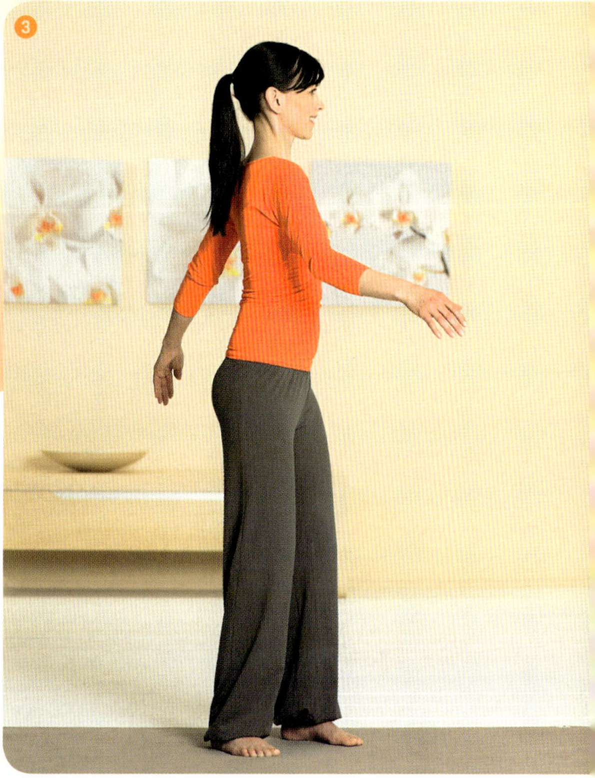

Durch diese Übung trainieren Sie:
Sportwissenschaftlich Mobilisation der Brustwirbelsäule; Verbesserung des Gleichgewichts; Dehnung der hinteren Beinmuskulatur; Kräftigung des oberen Rückens und des Schultergürtels
Energetisch Steigerung des Energieflusses in den Meridianen des Schultergürtels (Lungen-, Herz- und Perikardmeridian) sowie der Beinrückseite (Blasenmeridian)

Entspannung – Übung 7

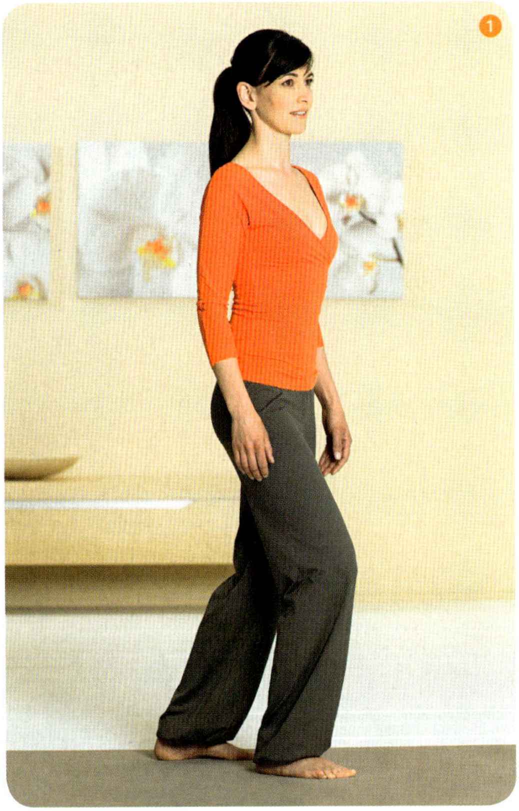

Durchführung

Sie stehen wieder in der Grundposition (siehe S. 19f.). Machen Sie nun mit dem rechten Fuß einen Schritt nach vorne. Das Körpergewicht bleibt gleichmäßig auf beide Beine verteilt. Halten Sie die Knie leicht gebeugt 1. Verlagern Sie anschließend das Körpergewicht auf den vorderen Fuß, die Ferse des hinteren Fußes (links) bleibt dabei am Boden. Die Arme werden bei der Gewichtsverlagerung in einer großen Kreisbewegung mit nach vorne geführt. Die Bewegung endet vor dem Brustkorb, die Arme befinden

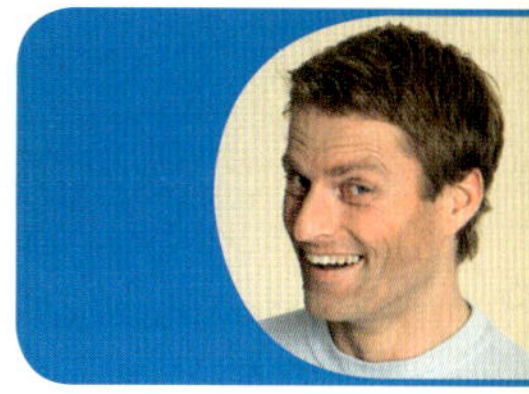

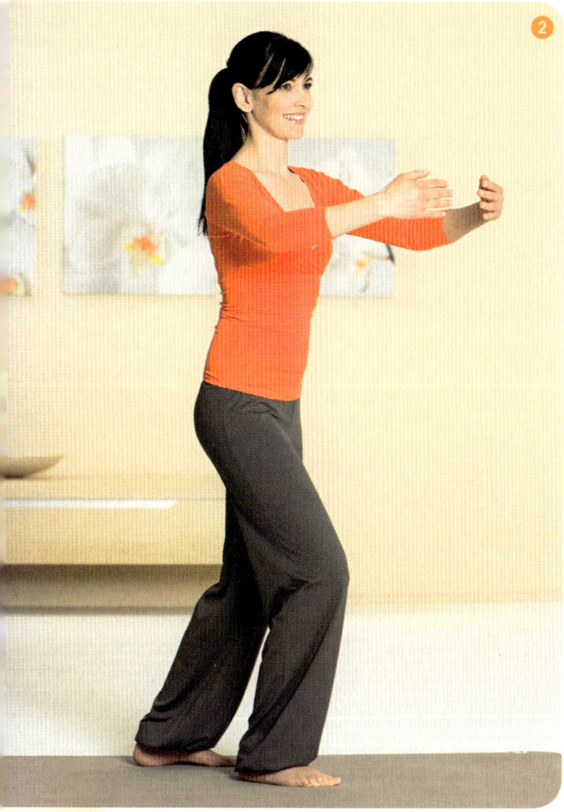

sich in Schulterhöhe, die Fingerspitzen zeigen zueinander 2. Verlagern Sie nun das Gewicht auf den hinteren, linken Fuß. Dabei wird die Fußspitze des rechten Fußes gehoben. Die Arme öffnen sich in einer großen Kreisbewegung und werden in Schulterhöhe nach außen geführt, bis sie mit dem Körper eine Linie bilden. Die Handflächen zeigen dabei nach vorne 3. Stellen Sie sich vor, Sie umfassten einen riesigen Ball.

So vermeiden Sie Fehler

- Halten Sie den Oberkörper während der Übung ganz gerade, beugen Sie ihn nicht nach vorne.

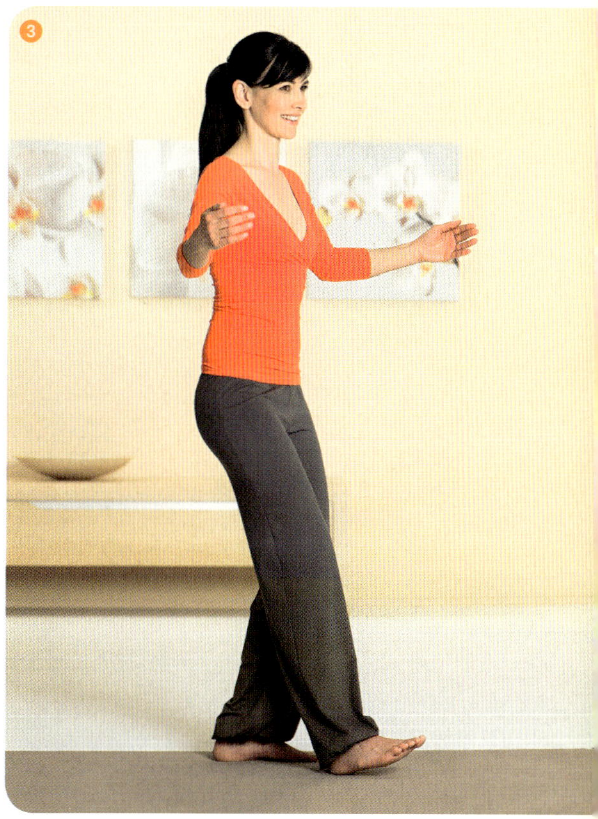

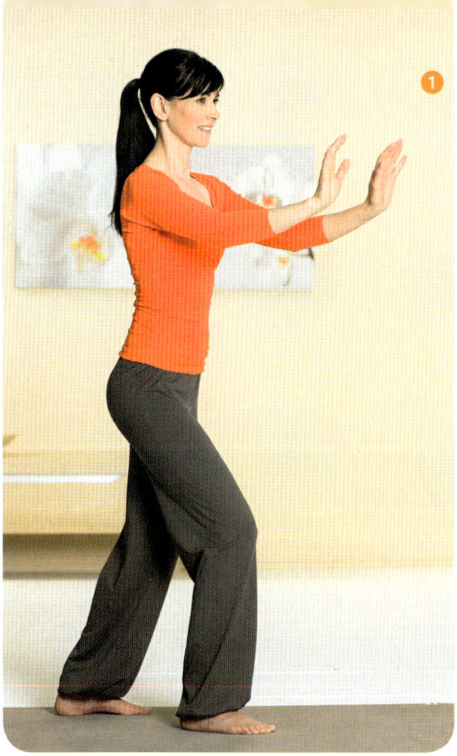

Verlagern Sie anschließend das Gewicht auf das linke Bein, und heben Sie die rechte Fußspitze an. Beim Zurückführen der Arme zeigen die Handflächen zum Boden 2. Stellen Sie sich vor, Sie schaukelten ein Boot im Wasser vor und zurück.

So vermeiden Sie Fehler

- Führen Sie die Verlagerung des Körpergewichts bewusst aus.
- Die Bewegungen sollten immer gleichmäßig und fließend sein.

Entspannung – Übung 8

Durch diese Übung trainieren Sie:
Sportwissenschaftlich Mobilisation des Schultergürtels
Energetisch Steigerung des Energieflusses in den Meridianen der Extremitäten

Durchführung

Machen Sie aus der Grundposition (siehe S. 19f.) heraus mit dem rechten Fuß einen Schritt nach vorne. Das Gleichgewicht bleibt gleichmäßig auf beide Beine verteilt. Die Knie sind leicht gebeugt. Verlagern Sie nun Ihr Gewicht auf den vorderen Fuß, der hintere bleibt dabei am Boden. Bei der Gewichtsverlagerung werden die Arme in Brusthöhe nach vorne geschoben, die Ellbogen bleiben leicht gebeugt, die Handflächen sind abgewinkelt und zeigen nach vorne, die Fingerspitzen zeigen nach oben 1.

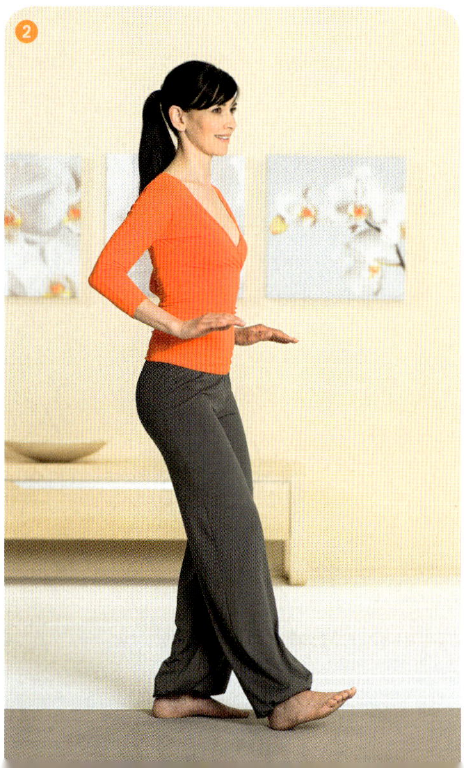

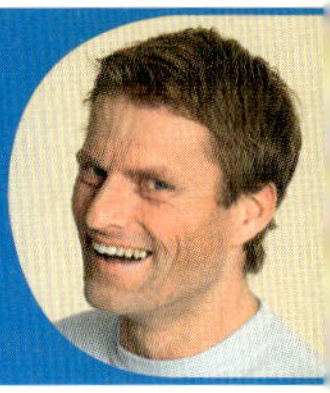

Durch diese Übung trainieren Sie:

- Hauptziel dieser Abschlussübung ist es, zur Ruhe zu kommen.

Entspannung – Übung 9

Durchführung

Diese Entspannungsübung eignet sich besonders zum Abschluss Ihres Ener-Chi-Programms. Sie sitzen dabei im Fersensitz auf einer weichen Unterlage auf dem Boden. Ihr Po ruht auf den Fersen, Ihr Körper ist aufgerichtet. Beugen Sie nun den Oberkörper nach vorne, und legen Sie ihn auf Ihren Oberschenkeln bzw. auf dem Boden ab. Die Arme liegen neben dem Körper und zeigen nach hinten, die Handinnenflächen weisen zur Decke (Bild). Machen Sie sich ganz klein und rund, und atmen Sie gleichmäßig ein und aus. Die Augen sind geschlossen.

So vermeiden Sie Fehler

- Halten Sie diese Übung nur so lange, wie es Ihnen angenehm ist.
- Als Erleichterung können Sie sich ein Kissen zwischen Ferse und Po klemmen.

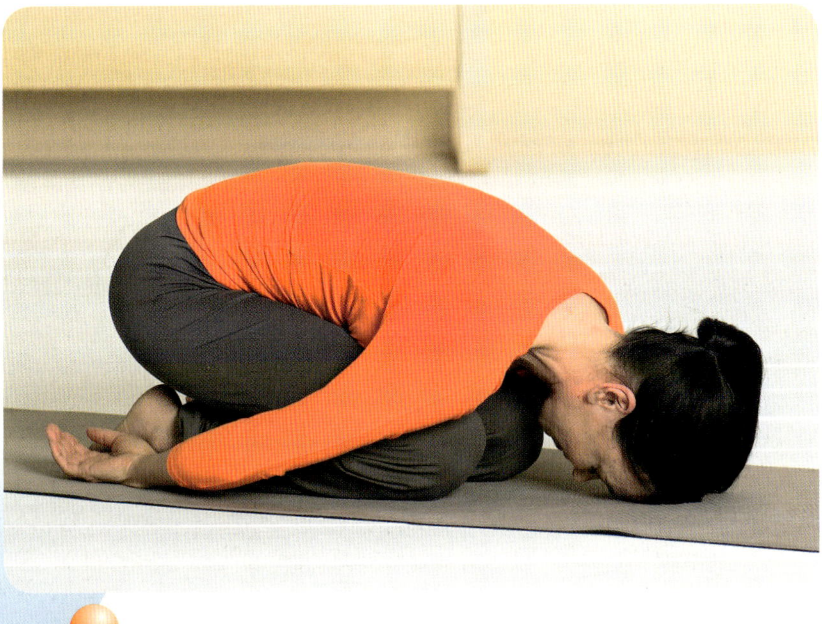

Dehnübungen

Die zweite Übung Ihres täglichen Ener-Chi-Trainings sollten Sie aus diesem Bereich auswählen. Hier dreht sich alles um die Dehnung der Muskulatur und der Sehnen. Dadurch werden sie belastbarer, und Sie wirken Verkürzungen der Muskulatur und der Sehnen entgegen, die sich leider häufig durch unsere monotonen Bewegungsabläufe und durch den Mangel an Bewegung einstellen.

Durch diese Übung trainieren Sie:
Sportwissenschaftlich Dehnung der Wadenmuskulatur
Energetisch Steigerung des Energieflusses in den Meridianen der Beinrückseite (u. a. Blasenmeridian)
Gesundheitlich Hilfe bei Ischiasbeschwerden und Muskelverspannungen

Durchführung

Sie stehen aufrecht, die Füße sind schulterbreit geöffnet. Nun machen Sie mit dem rechten Fuß einen Ausfallschritt nach vorne. Das Körpergewicht ist gleichmäßig auf beide Beine verteilt, die Knie sind leicht gebeugt. Die Fußspitzen zeigen nach vorne, beide Fußsohlen haben Bodenkontakt.

Dehnung – Übung 1

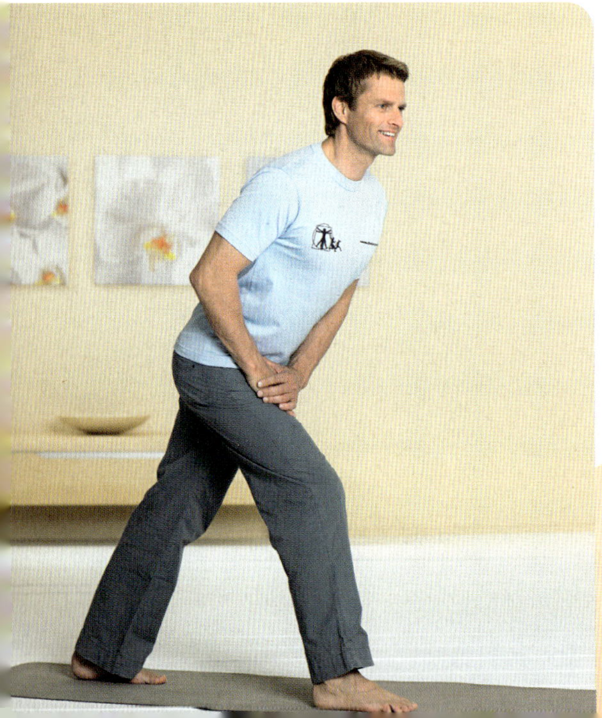

Das vordere Bein wird jetzt leicht gebeugt, und das hintere wird – soweit wie es Ihnen möglich ist – zurückgesetzt und geht in die Streckung. Zur Stabilisierung können Sie beide Hände auf dem vorderen Oberschenkel abstützen. Halten Sie die Dehnung einige Sekunden, dann wechseln Sie die Seiten.

So vermeiden Sie Fehler

- Beugen Sie den Oberkörper nach vorne.
- Beide Füße zeigen parallel nach vorne.
- Das hintere Bein bleibt gestreckt.
- Halten Sie das vordere Bein leicht gebeugt, das Knie bleibt hinter der Fußspitze.

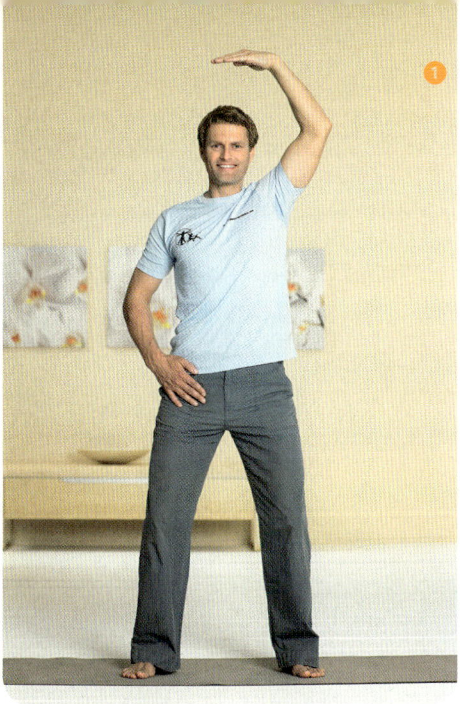

Nie bis an die Schmerzgrenze

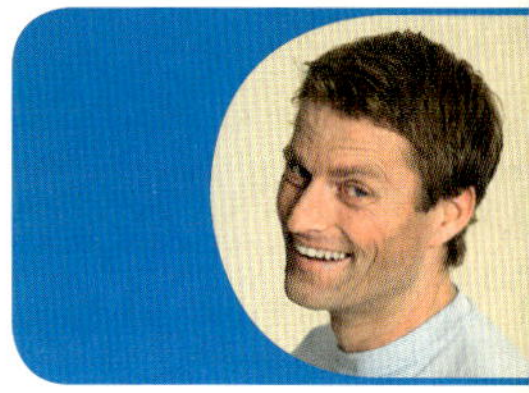

Dehnung – Übung 2

Durch diese Übung trainieren Sie:

Sportwissenschaftlich Dehnung der seitlichen Rumpfmuskulatur

Energetisch Steigerung des Energieflusses in den Meridianen des Rumpfes (u. a. Gallenblasenmeridian)

Gesundheitlich Hilfe bei Übelkeit, Kopfschmerzen, Erschöpfung und Überlastung

Durchführung

Sie stehen aufrecht in der Grundposition (siehe S. 19f.) und kippen Ihr Becken leicht nach vorne. Erweitern Sie nun Ihren Stand um einen Schritt. Das rechte Knie wird dabei gebeugt. Strecken Sie den linken Arm nach oben, er kann nah am Kopf liegen 1. Beugen Sie anschließend den Oberkörper nach rechts, der Arm wird dabei weiter nach rechts gestreckt 2. Sie können sich mit der rechten Handfläche auf dem rechten Oberschenkel abstützen. Halten Sie die Dehnung einige Atemzüge, und wechseln Sie dann die Seite.

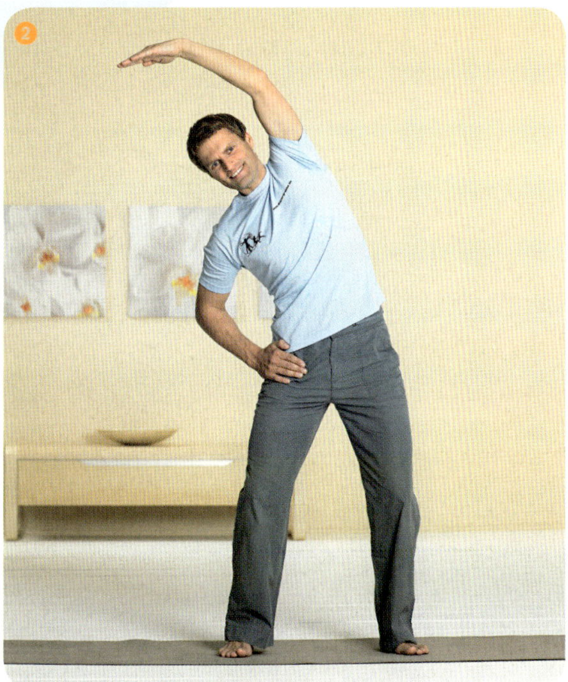

So vermeiden Sie Fehler

- Oberkörper und Becken bilden eine Linie.
- Beugen Sie den Oberkörper nicht nach vorne oder hinten, auch das Becken sollte nicht seitwärts bewegt werden.
- Halten Sie die Bauchspannung.
- Halten Sie die Knie leicht gebeugt.

Dehnung – Übung 3

Durch diese Übung trainieren Sie:

Sportwissenschaftlich Dehnung des oberen Rückens sowie der Schulter- und Brustmuskulatur; Mobilisation und Kräftigung des oberen Rückens und der Schulterblätter

Energetisch Steigerung des Energieflusses in den Meridianen der oberen Extremitäten und des Rumpfes

Gesundheitlich Hilfe bei Immunschwäche wie z. B. Erkältung, Allergien und Nackenbeschwerden

Durchführung

Nehmen Sie die Grundposition (siehe S. 19f.) ein. Falten Sie die Hände auf dem Rücken, und zwar in Höhe des Steißbeins. Die Handflächen zeigen dabei zur Decke ①. Neigen Sie den Oberkörper nach vorne, die Schulterblätter werden dabei bewusst nach hinten gezogen. Heben Sie anschließend die Arme, die immer noch hinter dem Rücken gefaltet sind, ein Stück an, und spüren Sie, wie Ihre Schulter- und Brustmuskulatur gedehnt wird ②. Atmen Sie bei der Dehnung aus. Halten Sie die Stellung einige Atemzüge.

So vermeiden Sie Fehler

- Neigen Sie sich nicht zu weit nach vorne.
- Die Schulterblätter bleiben während der gesamten Übung nach hinten gezogen.
- Ziehen Sie die Arme nicht zu weit nach oben.
- Halten Sie den Kopf gerade, in Verlängerung der Wirbelsäule.

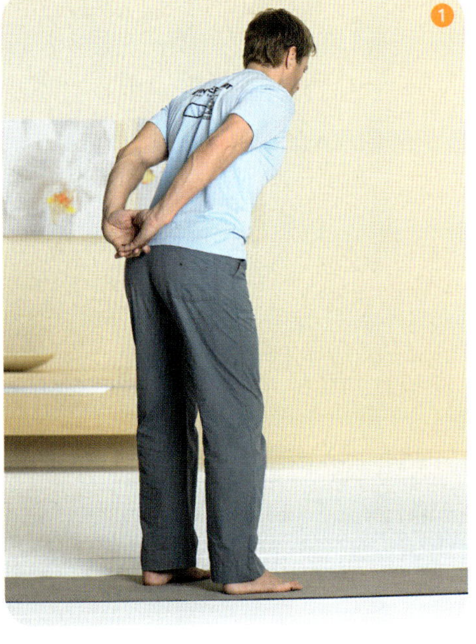

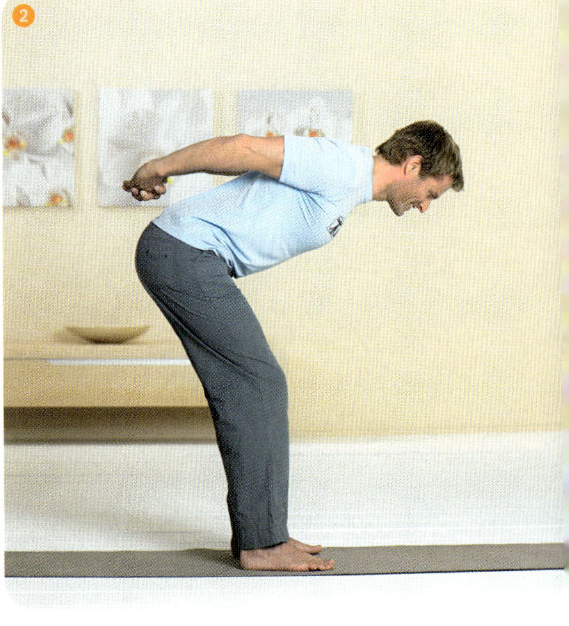

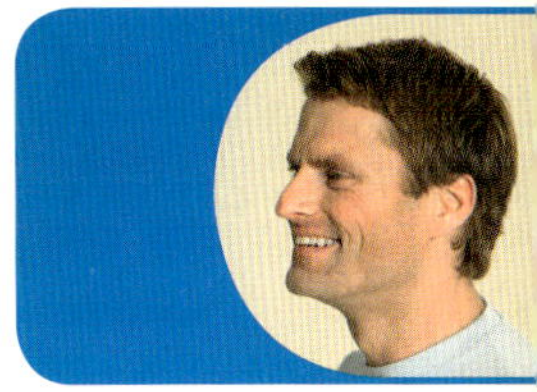

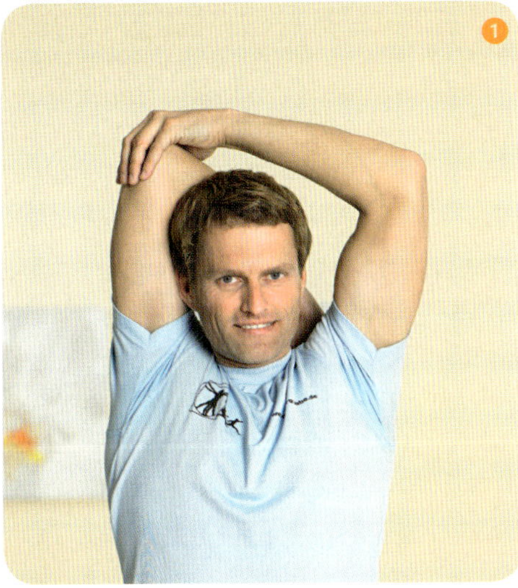

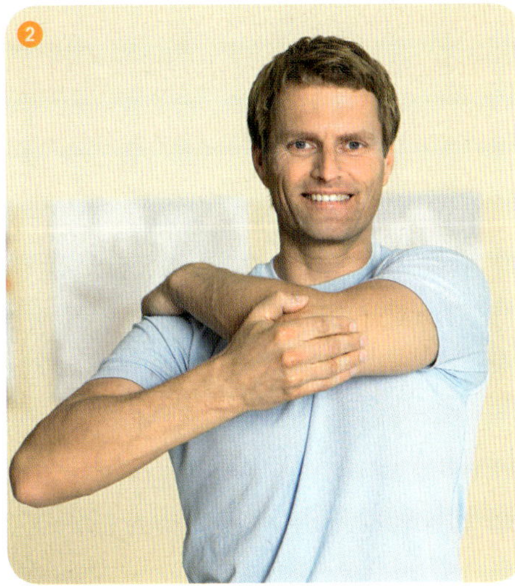

Durch diese Übung trainieren Sie:

Sportwissenschaftlich Dehnung des Schultergürtels und der Arme

Energetisch Steigerung des Energieflusses in den Meridianen der oberen Extremitäten

Gesundheitlich Hilfe bei Herzerkrankungen und Schwindel

Durchführung

Sie stehen wieder in der Grundposition (siehe S. 19f.). Führen Sie nun den rechten angewinkelten Arm hinter den Kopf, und umfassen Sie mit der linken Hand den rechten Ellbogen. Dieser wird jetzt in Richtung Ihres linken Ohres gezogen 1. Sie spüren eine Spannung im rechten Oberarm und im Schultergürtel. Lösen Sie die Spannung, und wiederholen Sie die Übung. Anschließend wechseln Sie den Arm.

Dehnung – Übung 4

Variante

Legen Sie die linke Hand auf die rechte Schulter. Der linke Ellbogen sollte dabei auf Schulterhöhe angehoben sein. Drücken Sie nun mit der rechten Hand gegen den linken Ellbogen, so, als wollten Sie ihn in Richtung der linken Schulter schieben 2. Der Ellbogen hält dem Druck stand. Sie bauen dadurch eine Spannung in der rechten Unterarmseite auf. Halten Sie die Spannung, lösen Sie sie anschließend, und wiederholen Sie die Übung. Dann wechseln Sie die Seiten.

So vermeiden Sie Fehler

- Atmen Sie bei der Dehnung aus.
- Heben Sie die Schultern nicht zu weit an.

Durch diese Übung trainieren Sie:

Sportwissenschaftlich Dehnung der seitlichen Rumpfmuskulatur

Energetisch Steigerung des Energieflusses in den Meridianen des seitlichen Rumpfes (Gallenblasenmeridian) und der oberen Extremitäten

Gesundheitlich Hilfe bei Übelkeit und Kopfschmerzen

Durchführung

Sie stehen in der Grundposition (siehe S. 19f.), die Fußspitzen zeigen leicht nach außen. Strecken Sie nun die Arme zur Decke, und winkeln Sie sie über dem Kopf ab. Dabei umfassen Ihre Hände beide Ellbogen 1. Neigen Sie den Oberkörper leicht nach links 2, und strecken Sie den linken Arm zur Seite 3. Atmen Sie aus, danach lässt sich Ihr

Dehnung – Übung 5

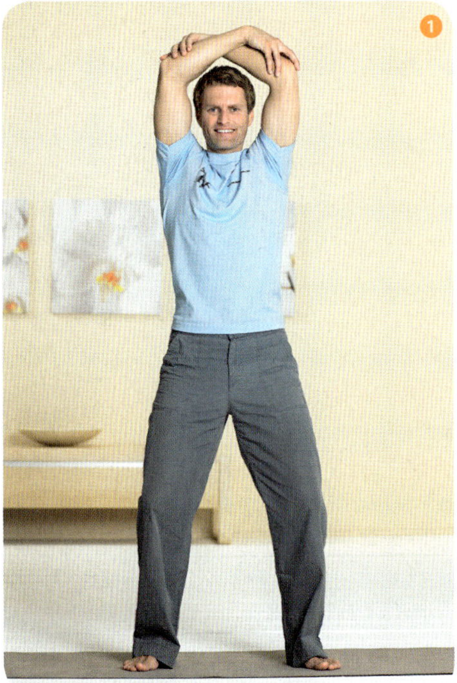

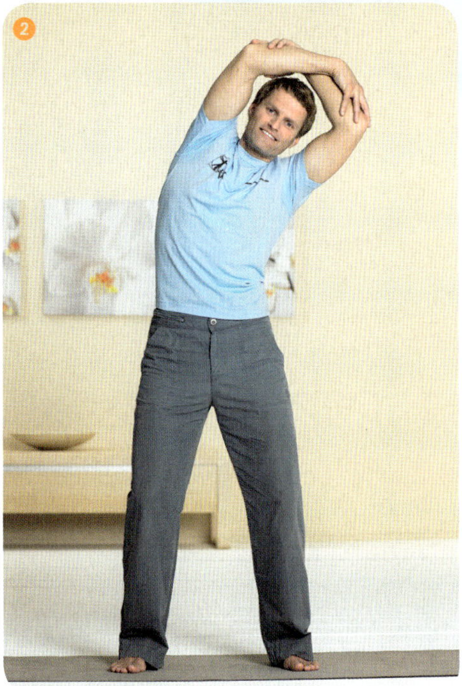

Achten Sie
auf die Bauchspannung

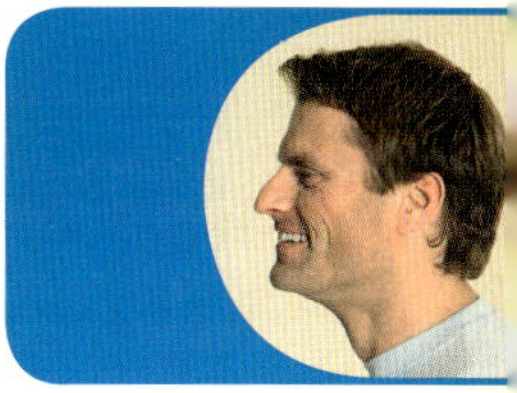

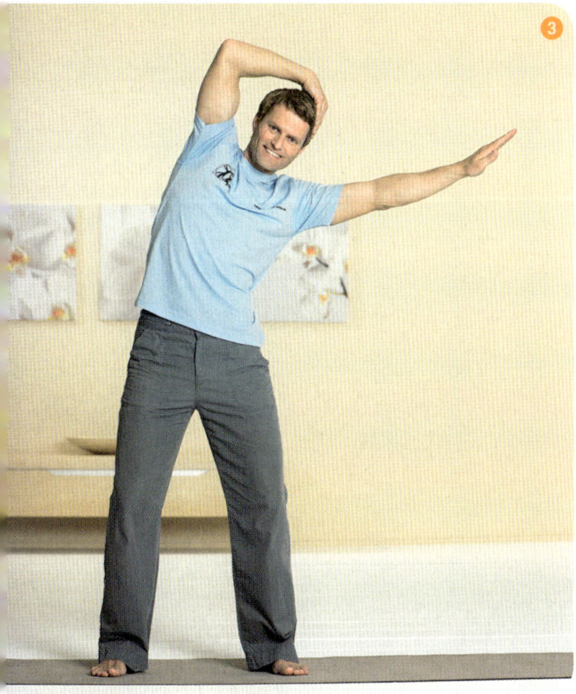

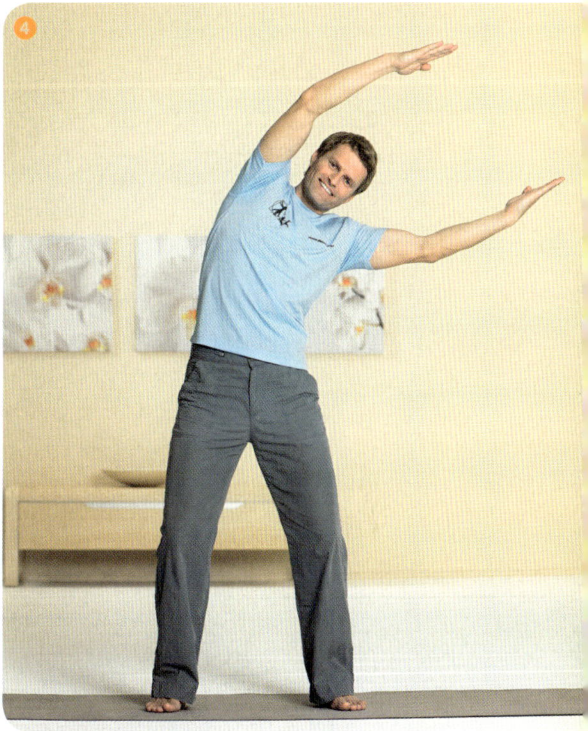

Oberkörper noch ein Stück weiter zur Seite neigen. Strecken Sie dann den oberen Arm ebenfalls durch 4, und ziehen Sie beim Ausatmen noch einmal sanft in die Dehnung. Richten Sie sich anschließend langsam auf, kommen Sie in die Grundposition zurück, und wechseln Sie die Seite.

So vermeiden Sie Fehler

- Neigen Sie den Oberkörper nicht zu weit zur Seite.
- Knicken Sie das Becken nicht ab; es sollte sich in einer Linie mit dem Oberkörper befinden, also nicht nach vorne oder hinten ausweichen.
- Beugen Sie die Beine nicht zu stark.
- Halten Sie die Bauchspannung.

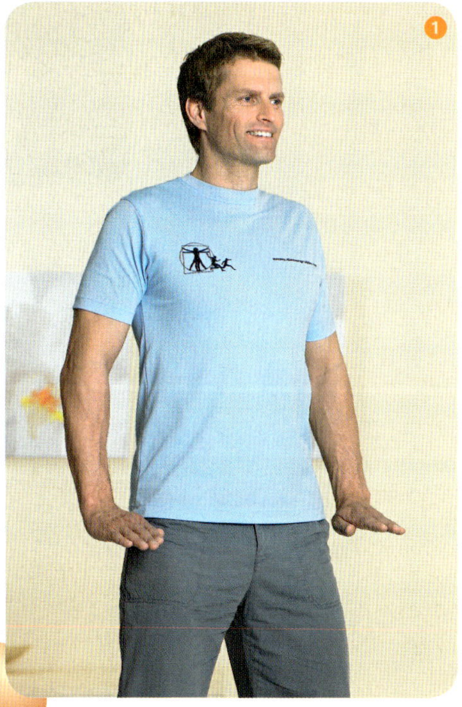

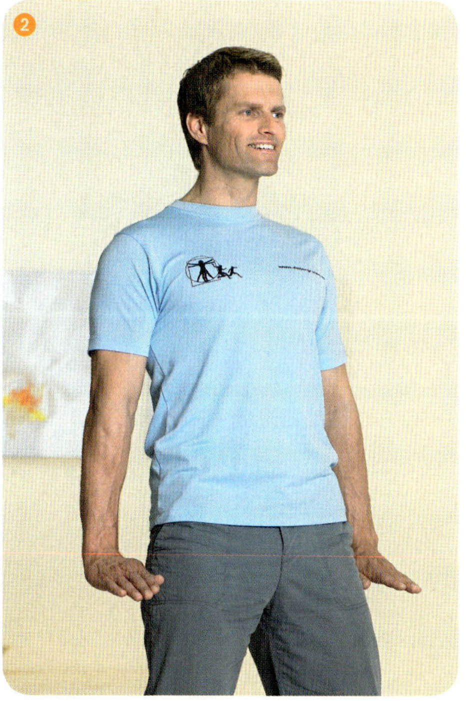

Dehnung – Übung 6

Durch diese Übung trainieren Sie:

Sportwissenschaftlich Dehnen des Schulter- und Nackenbereichs

Energetisch Steigerung des Energieflusses in den Meridianen der oberen Extremitäten (speziell im Nackenbereich)

Gesundheitlich Hilfe bei Übelkeit und Kopfschmerzen

Durchführung

Sie stehen entspannt und geistig zentriert in der Grundposition (siehe S. 19f.). Die Arme liegen locker seitlich am Körper. Spannen Sie nun Ihre Arme an, und winkeln Sie die Hände in einem 90-Grad-Winkel ab, sodass die Handrückseiten zur Decke zeigen 1. Ziehen Sie die Arme anschließend nach unten. Stemmen Sie dabei die Handflächen aktiv nach unten, so, als würden Sie etwas nach unten drücken. Die Schultern senken sich ebenfalls tief in Richtung Boden 2.

So vermeiden Sie Fehler

- Achten Sie auf Ihre Bauchspannung und einen festen Stand.
- Lassen Sie die Schultern zunächst ganz locker hängen.
- Halten Sie die Arme während der gesamten Übung seitlich eng am Körper.
- Lassen Sie die Knie während der Übung immer leicht gebeugt.
- Spreizen Sie die Finger locker.

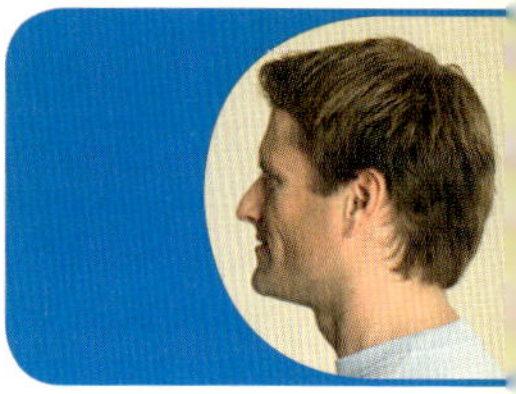

Nicht verkrampfen

Dehnung – Übung 7

Durch diese Übung trainieren Sie:

Sportwissenschaftlich Dehnung der Rumpfvorderseite

Energetisch Steigerung des Energieflusses in den Meridianen der Rumpfvorderseite (Magen- und Milzmeridian sowie Konzeptionsgefäß)

Gesundheitlich Hilfe bei Verstopfung, Müdigkeit, Menstruationsbeschwerden und Bindegewebsschwäche

Durchführung

Sie stehen in der Grundposition (siehe S. 19f.) und legen die Hände in Höhe der Nieren auf den Rücken. Die Ellbogen werden dabei nach hinten zusammengezogen. Halten Sie sich bewusst aufrecht ❶. Dehnen Sie nun die Vorderseite des Oberkörpers, indem Sie das Brustbein nach vorne schieben und leicht ins Hohlkreuz gehen ❷. Der Kopf kann in den Nacken geneigt werden. Wenn es Ihnen angenehmer ist, können Sie die Beine auch fast durchstrecken.

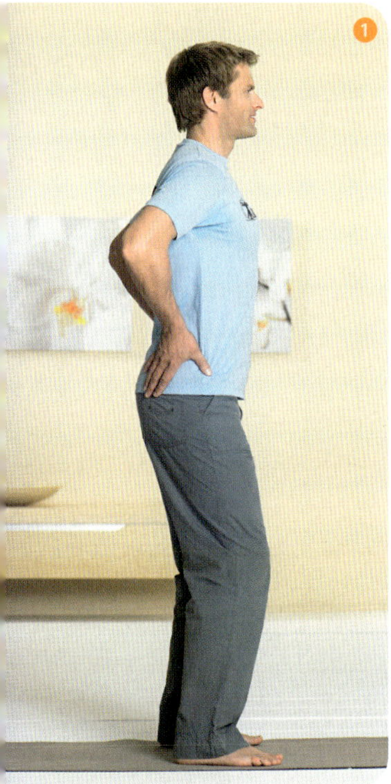

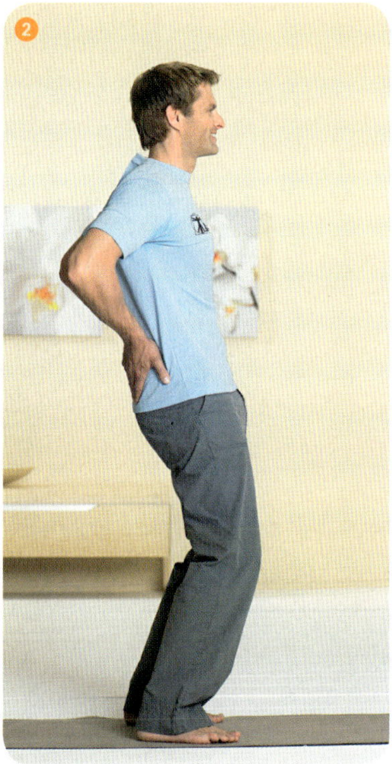

So vermeiden Sie Fehler

- Achten Sie auf die Bauchspannung und das leicht nach vorne gekippte Becken.
- Nehmen Sie einen festen Stand ein.
- Halten Sie die Knie immer ganz leicht gebeugt.

Durch diese Übung trainieren Sie:
Sportwissenschaftlich Dehnung des Brustbereichs
Energetisch Steigerung des Energieflusses in den Meridianen der oberen Extremitäten

Dehnung – Übung 8

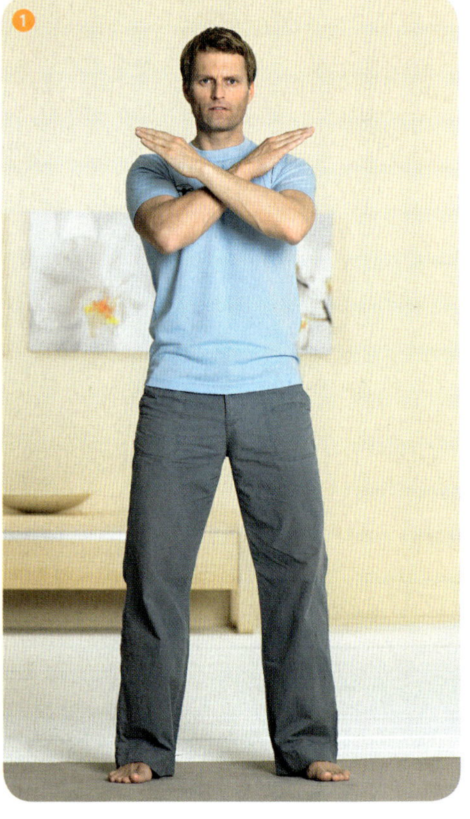

Durchführung

In dieser Übung spannen Sie einen imaginären Bogen. Sie stehen in der Grundposition (siehe S. 19f.) und atmen tief ein. Dabei kreuzen Sie die Hände vor dem Unterleib und führen die gekreuzten Hände in einer Bewegung weiter auf Brusthöhe 1. Beim Ausatmen verlagern Sie das Gewicht nach rechts, das Bein wird dabei gebeugt. Ziehen Sie die gekreuzten Arme auseinander. Dabei wandert der linke Arm zur linken Seite und wird in Brusthöhe ausgestreckt. Die Hand ist geöffnet, die Handfläche zeigt schräg nach oben. Ihr Blick folgt dem linken Daumen 2.

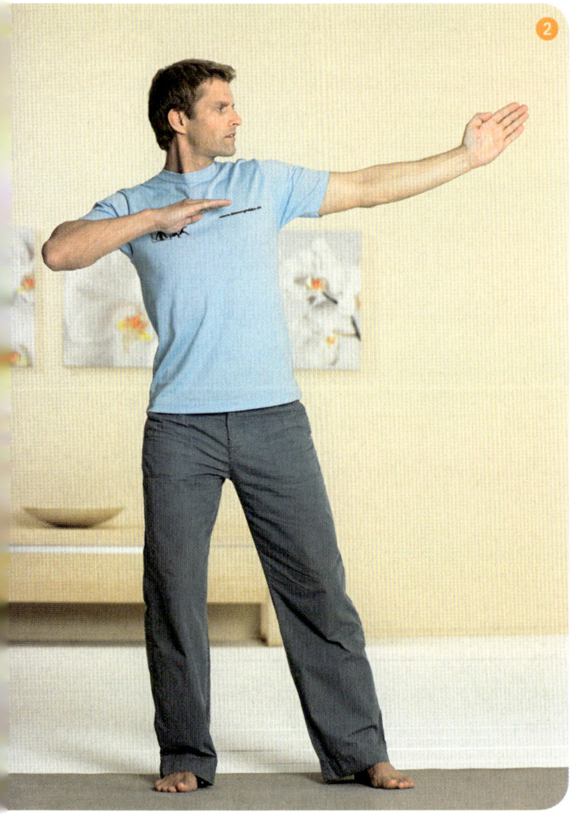

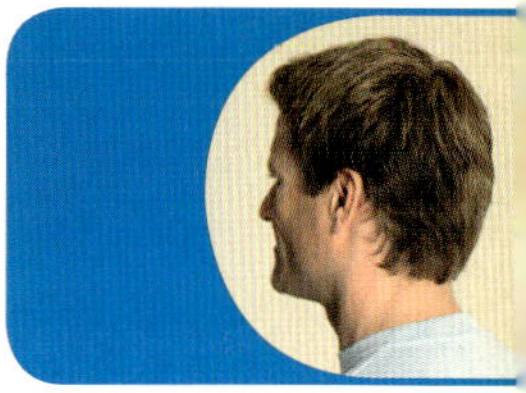

Bewegungsabläufe getrennt erlernen

So vermeiden Sie Fehler

- Konzentrieren Sie sich während der Übung erst auf die Beine und anschließend auf die Arme, bis Sie die Bewegung fließend ausführen können.
- Die Knie zeigen während der gesamten Übung nicht über die Fußspitzen hinaus.

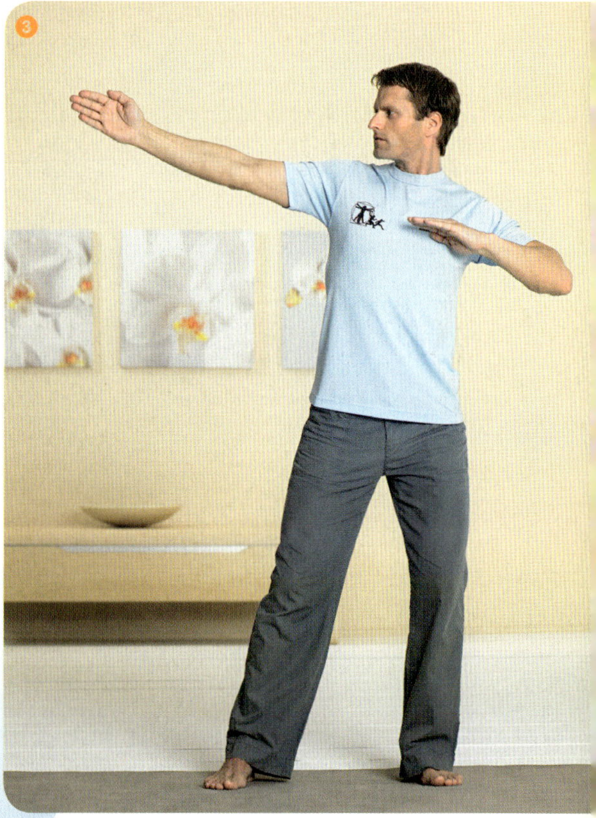

Der rechte Arm bleibt in angewinkelter Haltung seitlich am Oberkörper (in Brusthöhe). Die linke Hand schiebt einen imaginären Widerstand zur Seite.

Beim Einatmen kreuzen sich die Hände wieder vor dem Oberkörper 1, beim Ausatmen verlagern Sie das Gewicht auf das linke Bein. Nun führen Sie die Übung auf der anderen Seite aus 3.

Dehnung – Übung 9

Durch diese Übung trainieren Sie:
Sportwissenschaftlich Mobilisation der Wirbelsäule; Dehnung des oberen Rückens
Energetisch Steigerung des Energieflusses in den Meridianen der Leber und in den Gallenblasenmeridianen

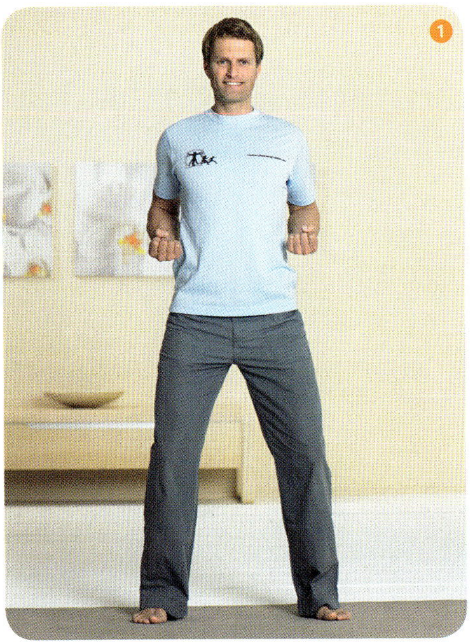
1

Durchführung

Diese Übung verlangt die Koordination der Arme und Beine gleichzeitig, auf die Sie sich am Anfang erst einmal nacheinander konzentrieren sollten. Nehmen Sie die Grundposition (siehe S. 19f.) ein. Verbreitern Sie den Stand Ihrer Grundposition um eine Schrittlänge nach außen. Ballen Sie nun die Hände zu lockeren Fäusten, deren Innenseiten zur Decke zeigen, und legen Sie sie seitlich an die Hüften 1. Verlagern Sie das Körpergewicht auf das linke Bein, und drehen Sie dabei den linken Fuß zur Seite. Das rechte Bein ist gestreckt, Sie sollten eine leichte Spannung an der Beininnenseite spüren. Der rechte Arm dreht sich nun nach links und schiebt einen imaginären Widerstand vor Ihrem Oberkörper weg. Der Blick sollte zum Daumen der rechten Hand gehen. Die linke Hand bleibt während der Übung an der Hüfte 2. Danach Seitenwechsel.

So vermeiden Sie Fehler

- Das Knie, auf dem Ihr Körpergewicht ruht, sollte gebeugt sein und nicht über die Fußspitze hinausragen.
- Halten Sie den Oberkörper gerade.
- Achten Sie darauf, dass das hintere Bein gestreckt bleibt.

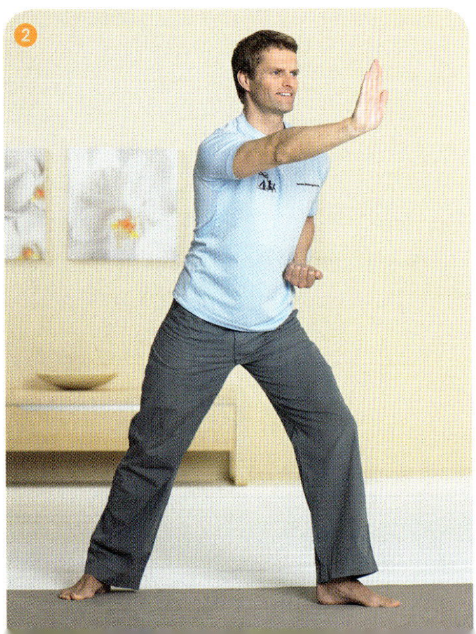
2

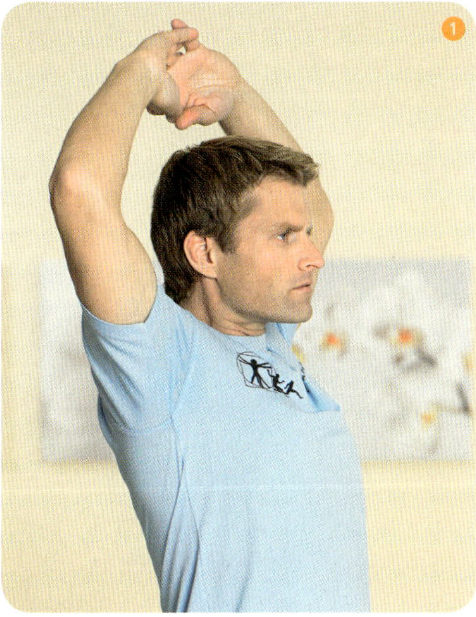

Konzentriert und langsam

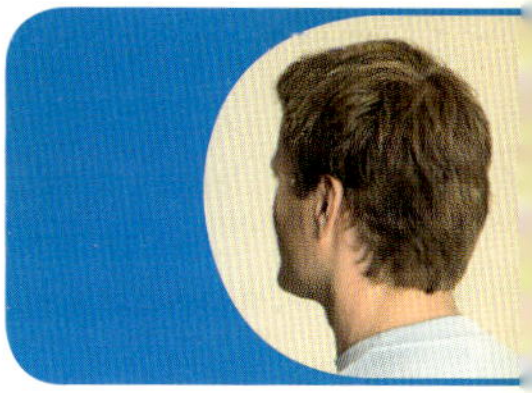

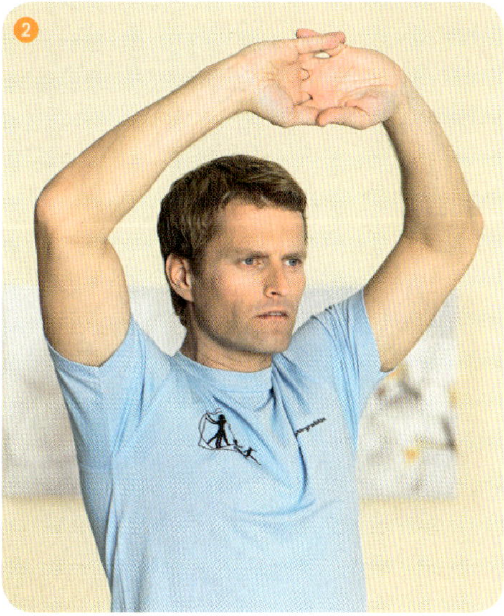

Durch diese Übung trainieren Sie:

Sportwissenschaftlich Dehnung der Brustmuskulatur; Kräftigung der Schultern und des oberen Rückens

Energetisch Steigerung des Energieflusses in den Meridianen der oberen Extremitäten

Gesundheitlich Hilfe bei Kreislaufbeschwerden, Übelkeit sowie Schulter- und Nackenschmerzen

Variante

Sie können die Übung auch vor dem Kopf durchführen, indem Sie die Arme in Stirnhöhe über dem Kopf halten 2 und ebenfalls Spannung in den Händen aufbauen.

Dehnung – Übung 10

Durchführung

Auch diese Übung beginnen Sie in der Grundposition (siehe S. 19f.). Verschränken Sie die Finger vor dem Oberkörper, und führen Sie sie nach oben bis hinter den Kopf. Dort ziehen Sie die Finger auseinander und erzeugen dadurch eine Spannung, die sich über die Arme bis in die Brust und Schulter erstreckt 1. Atmen Sie mehrere Male tief ein und aus.

So vermeiden Sie Fehler

- Lassen Sie die Ellbogen während der Übung angewinkelt.
- Ziehen Sie die Arme leicht nach hinten und zur Entspannung wieder nach vorne.
- Stellen Sie sich aufrecht hin.
- Halten Sie die Bauchspannung.
- Gehen Sie bei der Übung nicht zu stark ins Hohlkreuz.

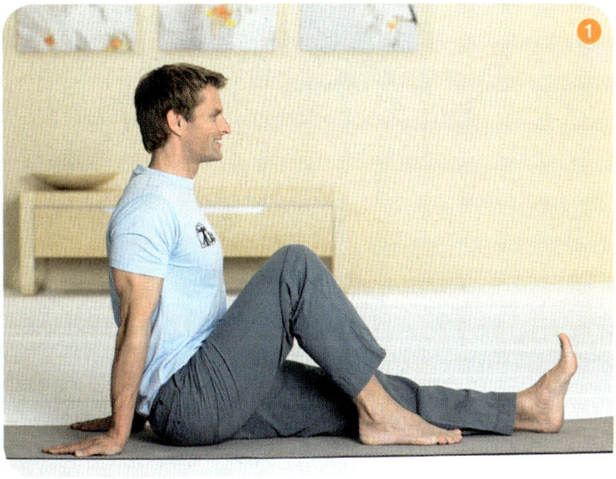

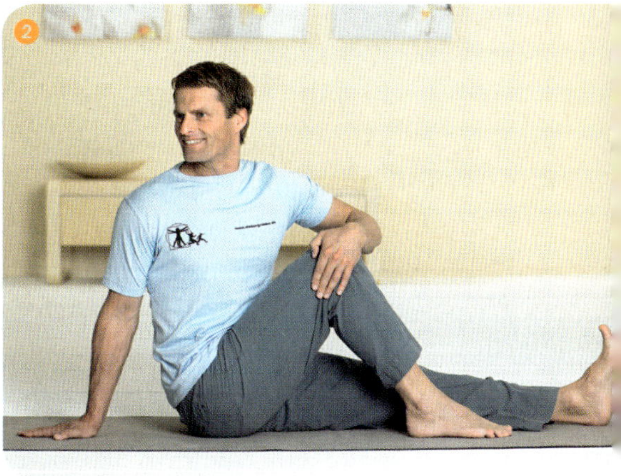

Durch diese Übung trainieren Sie:
Sportwissenschaftlich Dehnung des Rückens und des Gesäßes; Mobilisation der Wirbelsäule
Energetisch Steigerung des Energieflusses in den Meridianen der unteren Extremitäten und des Rumpfes (Gallenblasenmeridian)
Gesundheitlich Hilfe bei Übelkeit und Kopfschmerzen

Dehnung – Übung 11

Durchführung

Sie sitzen auf einer bequemen Unterlage und strecken die Beine nach vorne aus. Die Füße sind angewinkelt, die Zehen zeigen nach oben. Winkeln Sie nun das rechte Bein an, und stellen Sie den rechten Fuß neben das Knie des linken, gestreckten Beins. Sie können sich dabei mit beiden Armen hinter dem Rücken abstützen ❶. Umfassen Sie mit der linken Hand das Knie des rechten, aufgestellten Beins. Die Wirbelsäule ist gerade aufgerichtet. Mit der rechten Hand stützen Sie sich hinter dem Po auf dem Boden ab. Jetzt dreht sich Ihr Oberkörper langsam ebenfalls zur rechten Seite in Richtung der abstützenden Hand. Bei der Drehung des Oberkörpers atmen Sie aus und blicken über die Schulter nach hinten ❷. Lösen Sie anschließend die Haltung, drehen Sie sich langsam zur Mitte zurück, und führen Sie die Drehung zur anderen Seite aus. Diese Übung mehrmals wiederholen.

So vermeiden Sie Fehler

- Achten Sie auf einen aufrechten Sitz, und halten Sie die Bauchspannung.
- Halten Sie den Stützarm nah am Rücken.
- Führen Sie die Bewegung langsam aus.

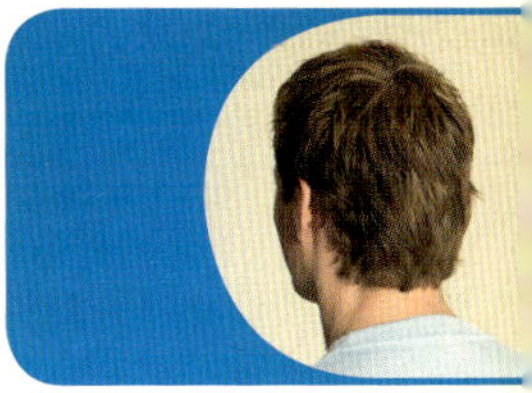

Dehnung – Übung 12

Durch diese Übung trainieren Sie:
Sportwissenschaftlich Dehnung der Gesäß- und Hüftbeugemuskulatur
Energetisch Steigerung des Energieflusses in den Meridianen an der Rückseite der unteren Extremitäten (Blasenmeridian)
Gesundheitlich Hilfe bei Ischiasbeschwerden und Muskelverspannungen sowie bei Übelkeit und Kopfschmerzen

Durchführung

Legen Sie sich auf den Rücken. Strecken Sie die Beine aus, die Arme liegen seitlich am Körper. Atmen Sie tief ein und aus. Beim Einatmen winkeln Sie das rechte Bein an und umfassen die rechte Kniekehle mit beiden Händen. Beim Ausatmen ziehen Sie das rechte Bein so weit es angenehm ist an den Oberkörper heran 1. Halten Sie diese Stellung ein bis zwei Atemzüge, lösen Sie sie anschließend, und legen Sie das rechte Bein wieder auf der Unterlage ab. Danach wechseln Sie die Seite und führen die Übung mit dem linken Bein durch.

Variante

Strecken Sie das rechte Bein senkrecht nach oben. Umfassen Sie die rechte Beinrückseite locker mit den Händen, und ziehen Sie das Bein sanft so weit es Ihnen angenehm ist in Richtung Brust 2. Halten Sie die Dehnung einige Sekunden, und wechseln Sie anschließend die Seiten.

So vermeiden Sie Fehler

- Winkeln Sie die Füße an, die Fußspitzen sollten senkrecht nach oben zeigen.
- Während das eine Bein gedehnt wird, sollte das andere Bein immer gestreckt am Boden liegen.
- Rücken und Lendenwirbelbereich (unterer Rücken) berühren immer den Boden.

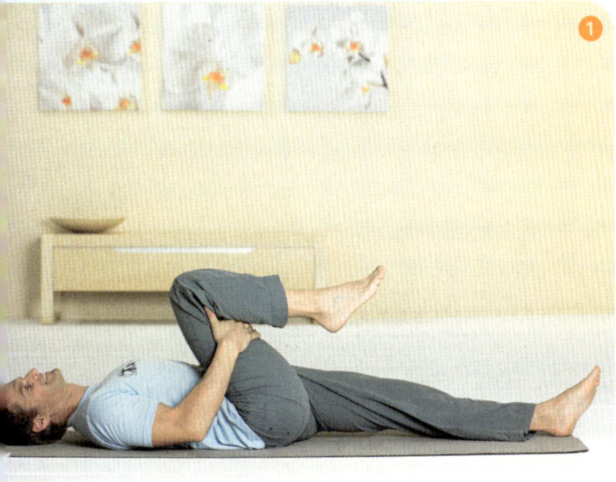
1

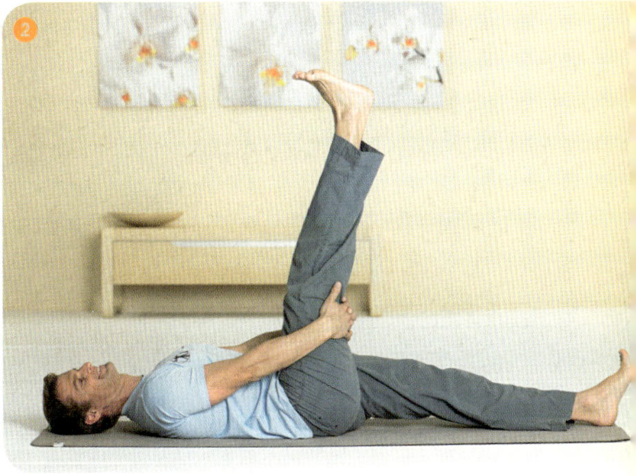
2

Durch diese Übung trainieren Sie:

Sportwissenschaftlich Dehnung der Beininnenseite und der Nackenmuskulatur

Energetisch Steigerung des Energieflusses in den Meridianen der oberen Extremitäten und der Meridiane an den Beinen

Gesundheitlich Hilfe bei Schwindel und Kreislaufschwäche sowie Rücken- und Nackenschmerzen

Dehnung – Übung 13

Durchführung

Setzen Sie sich locker auf eine weiche Unterlage, und winkeln Sie die Beine an. Die Fußsohlen berühren sich, die Knie fallen locker nach außen. Wenn Sie sich nun nach vorne beugen, sollten Ihre Hände die Fußrücken bzw. die Fußgelenke berühren.

Legen Sie nun die Arme auf der Innenseite der Unterschenkel ab, und drücken Sie die Knie mit den Ellbogen leicht in Richtung Boden. Halten Sie die Dehnung einige Atemzüge, und wechseln Sie anschließend die Seiten.

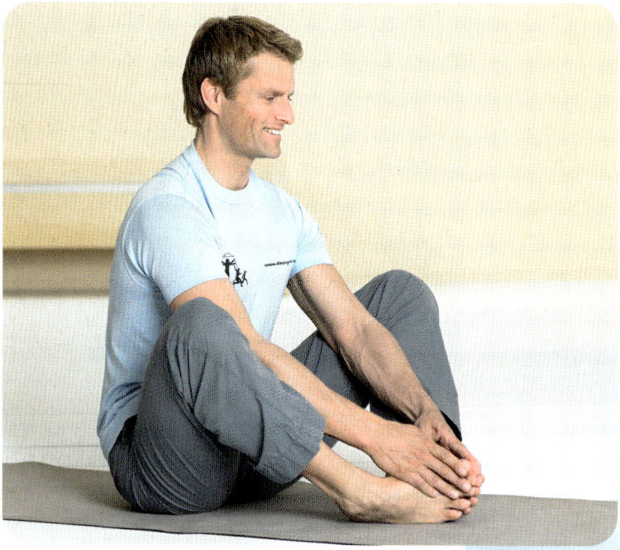

So vermeiden Sie Fehler

- Positionieren Sie Ihre Hände so, dass die Ellbogen bequem an den Innenseiten der Knie anliegen.
- Ein sanfter Druck auf die Beininnenseiten genügt.

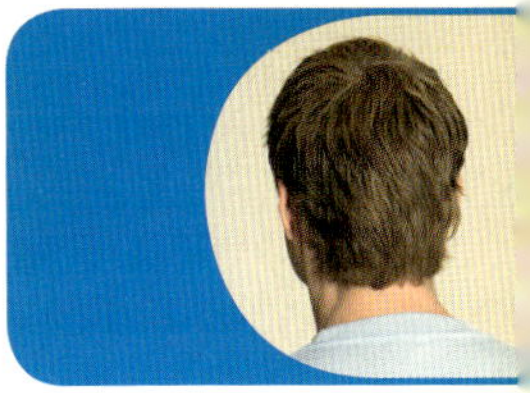

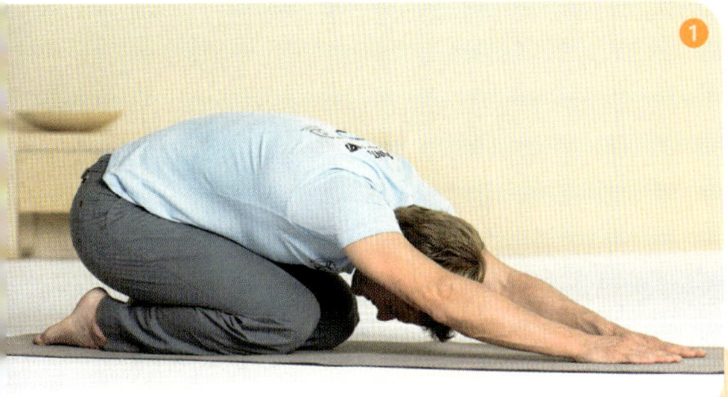

Durch diese Übung trainieren Sie:

Sportwissenschaftlich Dehnung des Schultergürtels und des Rückens

Energetisch Steigerung des Energieflusses in den Meridianen des Rumpfes (Blasen-, Magen- und Milzmeridian)

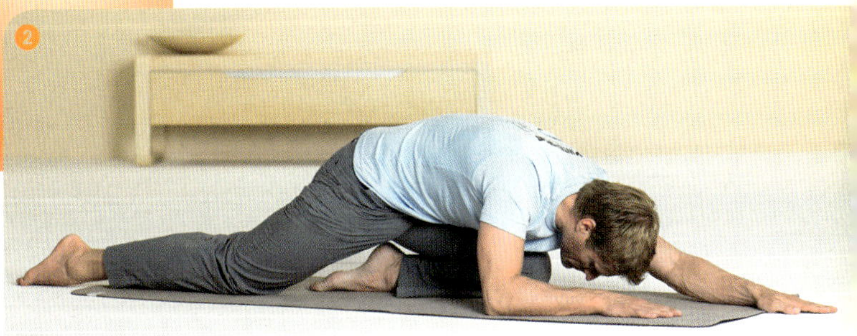

Dehnung – Übung 14

Durchführung

Sie sitzen auf den Fersen, der Oberkörper wird aufrecht gehalten, die Arme hängen seitlich am Körper herunter. Nun heben Sie die Arme schulterbreit auf Schulterhöhe an, beugen den Oberkörper nach vorne und lassen die Hände dabei vor sich am Boden nach vorne rutschen 1. Die Bewegung endet, wenn Ihr Brustkorb fast den Boden berührt. Die Unterschenkel und Füße halten die ganze Zeit festen Bodenkontakt, die Stirn kann den Boden ebenfalls berühren.

Variante

Schieben Sie den linken Arm nach vorne und gleichzeitig das rechte Bein nach hinten 2. Halten Sie die Dehnung einige Atemzüge, und kommen Sie anschließend langsam in die Ausgangsposition zurück. Danach wechseln Sie die Seite. Hierbei wird zusätzlich der Hüftbeuger des gestreckten Beins gedehnt.

So vermeiden Sie Fehler

- Halten Sie die Position nur so lange, wie es für Sie angenehm ist.
- Menschen mit Kniebeschwerden sollten diese Übung nicht durchführen.
- Als Hilfestellung können Sie ein Kissen oder Handtuch zwischen Ferse und Po klemmen oder die Oberschenkel nicht ganz auf den Fersen absetzen.

Übungen zur Mobilisation

Mit diesen Übungen bringen Sie Abwechslung in die Bewegungsabläufe, die im Alltag oft sehr eintönig geworden sind. Letzteres geht auf Kosten unserer Beweglichkeit, die immer mehr eingeschränkt wird. Mit den Mobilisationsübungen steigern Sie Ihre Beweglichkeit wieder.

Mobilisation – Übung 1

Durch diese Übung trainieren Sie:

Sportwissenschaftlich Mobilisation der Fußgelenke; Kräftigung Fußmuskulatur

Energetisch Steigerung des Energieflusses in den Meridianen der unteren Extremitäten (u. a. Gallenblasenmeridian)

Gesundheitlich Hilfe bei Sehnenschäden

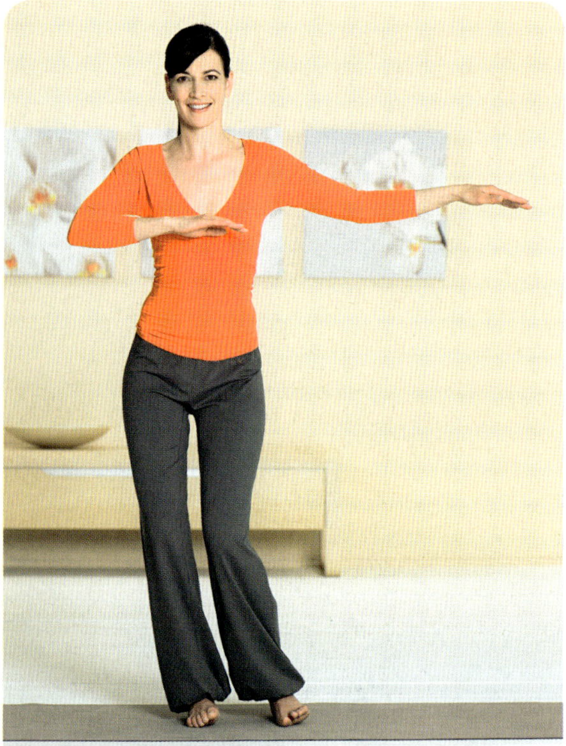

Durchführung

Stellen Sie sich aufrecht in die Grundposition (siehe S. 19f.). Die Knie sind leicht gebeugt, das Körpergewicht ruht auf beiden Beinen. Achten Sie auf die Bauchspannung. Stellen Sie nun den linken Fuß auf die Innenkante und den rechten Fuß auf die Außenkante. Die Knie sind weiterhin gebeugt. Ihre Arme führen Sie jetzt zur linken Seite. Dabei wird der linke Arm als Verlängerung der Schulter seitlich ausgestreckt (Bild). Rollen Sie anschließend von der Fußinnen- auf die Außenkante. Dabei schwingen Ihre Arme vor dem Oberkörper ebenfalls zur anderen Seite. Sie stehen nun auf der rechten Innenkante und der linken Außenkante der Füße und haben den rechten Arm seitlich weggestreckt. Wechseln Sie anschließend erneut die Seite.

So vermeiden Sie Fehler

- Rollen Sie die Füße ganz langsam ab.
- Halten Sie während der gesamten Übung die Knie gebeugt.

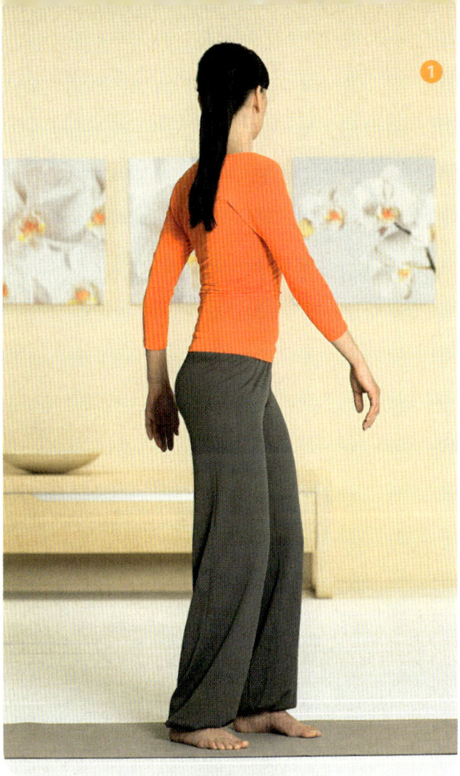

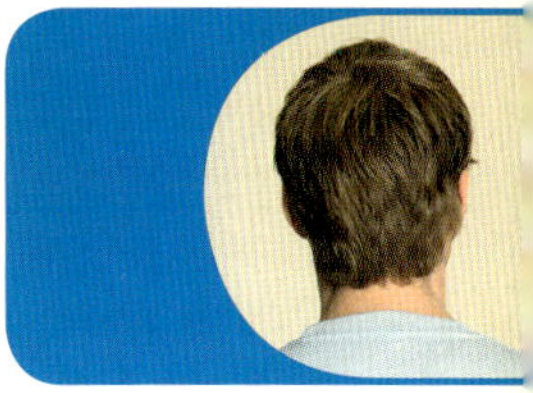

Langsame und bewusste Bewegungen

Drehung mit und folgt der Bewegung über die jeweilige Schulter 2. Achten Sie darauf, dass sich nur Ihr Oberkörper dreht, das Becken bleibt ganz ruhig. Die Arme hängen während der gesamten Übung seitlich locker am Körper herab.

So vermeiden Sie Fehler

- Achten Sie darauf, dass Ihre Arme wirklich locker mitschwingen.
- Bei dieser Übung darf sich nur der Oberkörper drehen, das Becken ist fest fixiert.
- Schwingen Sie langsam und gleichmäßig.

Mobilisation – Übung 2

Durch diese Übung trainieren Sie:
Sportwissenschaftlich Mobilisation der Wirbelsäule
Energetisch Steigerung des Energieflusses in den Meridianen des Rumpfes (u. a. Gallenblasenmeridian)
Gesundheitlich Hilfe bei Verspannungen und Kopfschmerzen

Durchführung

Nehmen Sie die Grundstellung (siehe S. 19f.) ein. Wenn es Ihnen angenehmer ist, können Sie die Füße etwas weiter als schulterbreit auseinanderstellen. Drehen Sie nun den Oberkörper abwechselnd zur linken 1 und zur rechten Seite. Ihr Blick wandert bei der

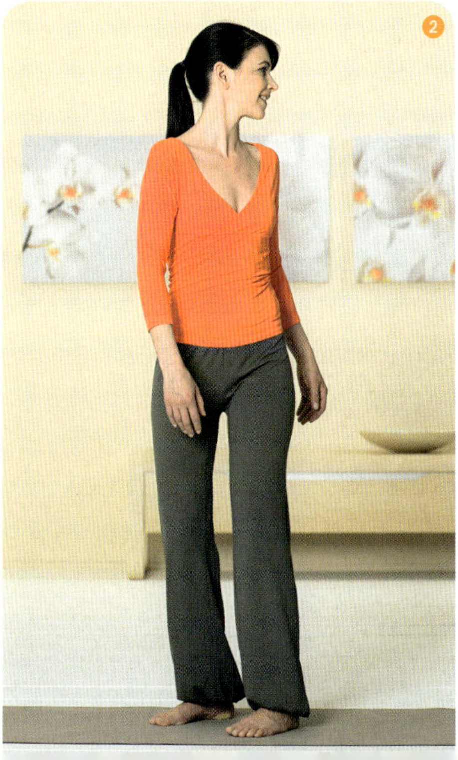

Durch diese Übung trainieren Sie:
Sportwissenschaftlich Mobilisation des Schulter- und des Nackenbereichs; Kräftigung des oberen Rückens; Dehnung der Brustmuskulatur
Energetisch Anregung des Herz-Kreislauf-/Sexualmeridians

Mobilisation – Übung 3

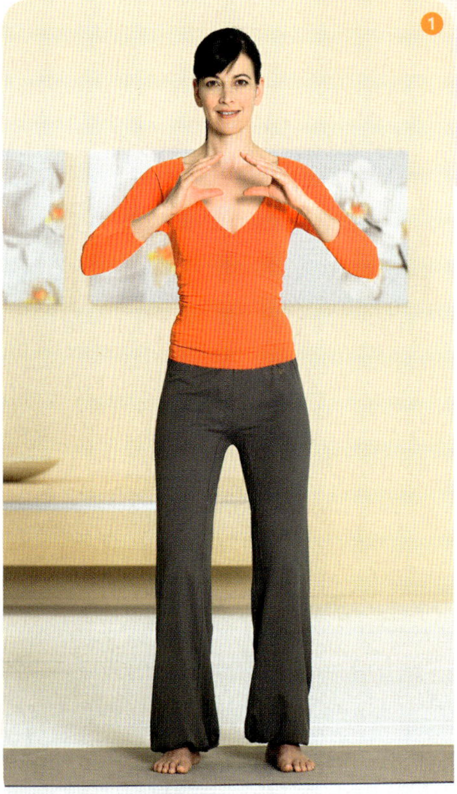

Durchführung

Sie stehen in der Grundstellung (siehe S. 19f.) und halten Ihre Hände vor dem Brustkorb so, dass Daumen und Zeigefinger ein lockeres Dreieck bilden. Die Arme werden dabei angewinkelt, die Ellbogen sollten aber nicht nach außen zeigen, sondern nach unten 1. Führen Sie nun beim Ausatmen Ihre Arme in Schulterhöhe zur Seite. Während die Arme sich seitlich nach unten bewegen, formen

Die Schultern
bleiben locker

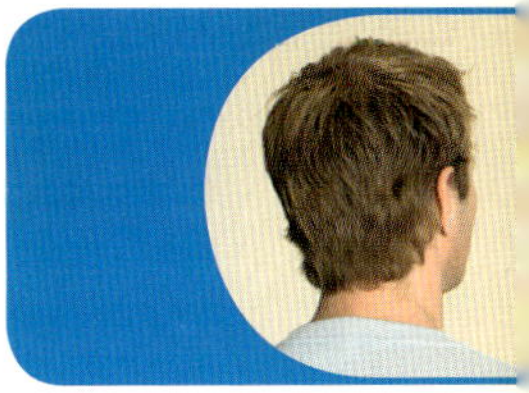

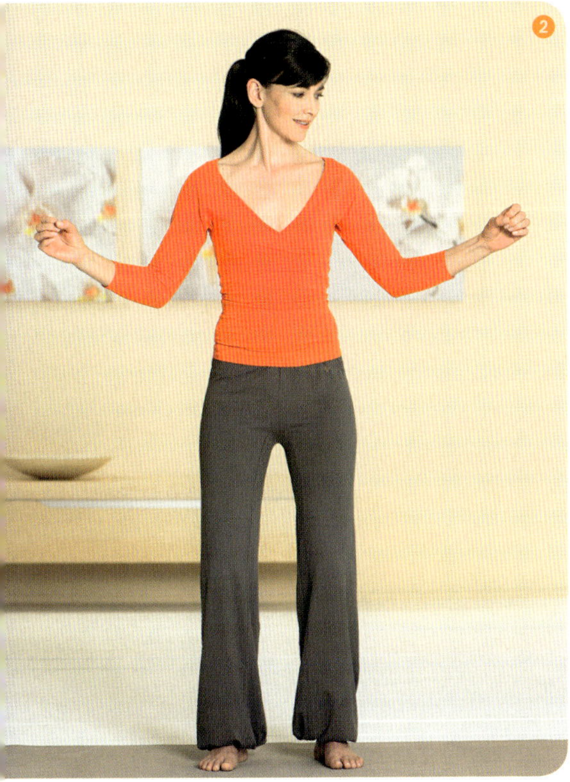

So vermeiden Sie Fehler

- Lassen Sie die Finger locker.
- Formen Sie das Dreieck vor Ihren Augen, die Ellbogen zeigen dabei nach unten.
- Halten Sie die Schultern gesenkt.

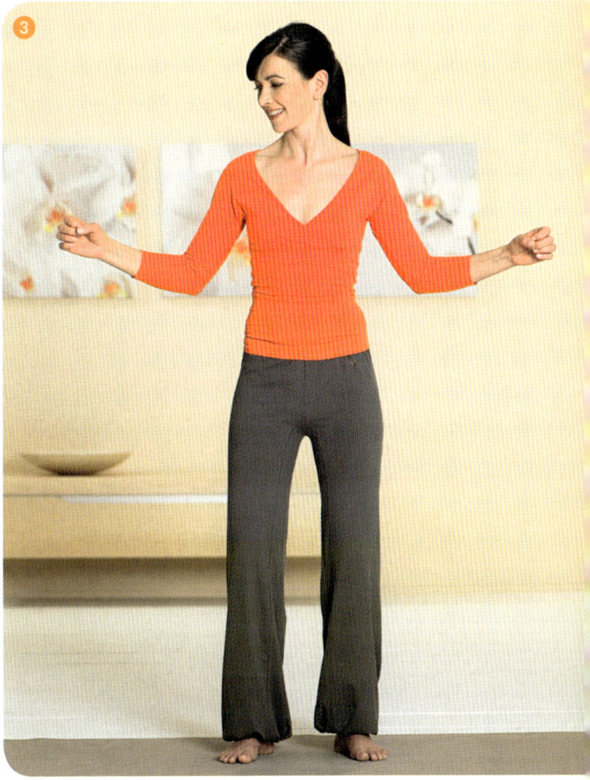

Ihre Finger einen Kreis oder eine leichte, geöffnete Faust. Bei der Bewegung werden zunächst die Oberarme gesenkt und dann die Unterarme nach außen geführt. Ihr Blick geht abwechselnd in die linke 2 und rechte 3 Öffnung der Faust.

Beim Einatmen führen Sie die Hände auf Kopfhöhe wieder zu einem lockeren Dreieck zusammen.

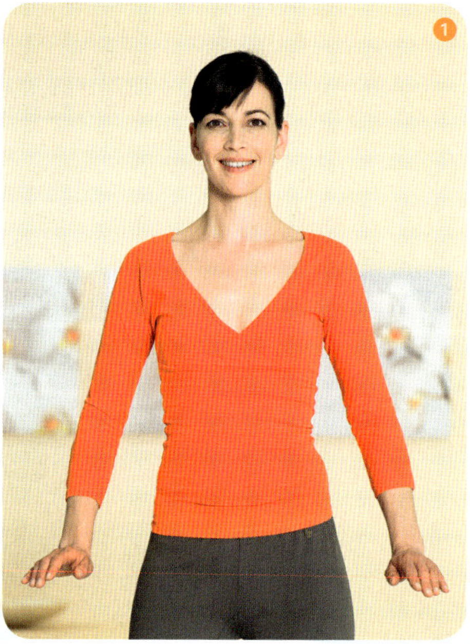

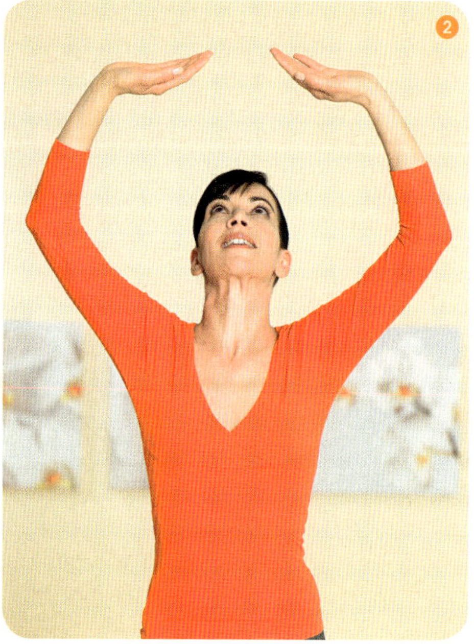

Durch diese Übung trainieren Sie:
Sportwissenschaftlich Mobilisation des Schulter- und Nackenbereichs; Kräftigung des oberen Rückens
Energetisch Steigerung des Energieflusses in den Meridianen der oberen Extremitäten

Mobilisation – Übung 4

Durchführung

Sie stehen in der Grundposition (siehe S. 19f.). Achten Sie besonders auf die Bauchspannung, indem Sie sich vorstellen, den Bauchnabel in Richtung Wirbelsäule zu ziehen. Die Arme werden seitlich am Körper gehalten, die Handflächen zeigen zum Boden, die Fingerspitzen weisen nach vorne 1. Atmen Sie nun ein, und führen Sie die Hände vor dem Körper über den Kopf zur Decke. Die Handflächen zeigen dabei nach schräg oben 2. Senken Sie beim Ausatmen die Arme wieder ab, und wiederholen Sie die Übung mehrmals.

So vermeiden Sie Fehler

- Achten Sie darauf, dass die Schultern locker bleiben.
- Ihr Blick folgt den Armen.
- Halten Sie den Oberkörper während der gesamten Übung gerade.

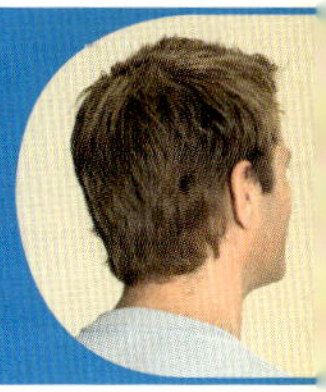

Durch diese Übung trainieren Sie:
Sportwissenschaftlich Mobilisation der Wirbelsäule
Energetisch Steigerung des Energieflusses in den Meridianen der Rumpfrück- und der Vorderseite (Blasen- und Magenmeridian)
Gesundheitlich Hilfe bei Magen-Darm-Problemen sowie bei Müdigkeit und Verspannungen

Mobilisation – Übung 5

Durchführung

Nehmen Sie auf einer weichen Unterlage den Vierfüßlerstand ein. Die Oberschenkel und Knie stehen unter Ihrem Becken hüftbreit auseinander. Öffnen Sie die Arme unter den Schultern etwas weiter als schulterbreit ❶. Rollen Sie nun die Wirbelsäule auf, zum so genannten Katzenbuckel ❷; danach gehen Sie wieder in die Streckung. Achten Sie darauf, dass Sie den Kopf nicht anheben, sondern in Verlängerung der Wirbelsäule gerade halten. Blicken Sie während der Übung zum Boden, und versuchen Sie, die Bewegung fließend auszuführen.

So vermeiden Sie Fehler

- Halten Sie die Arme während der gesamten Übung leicht gebeugt.
- Gehen Sie nicht zu stark ins Hohlkreuz.
- Richten Sie den Blick auf den Boden.

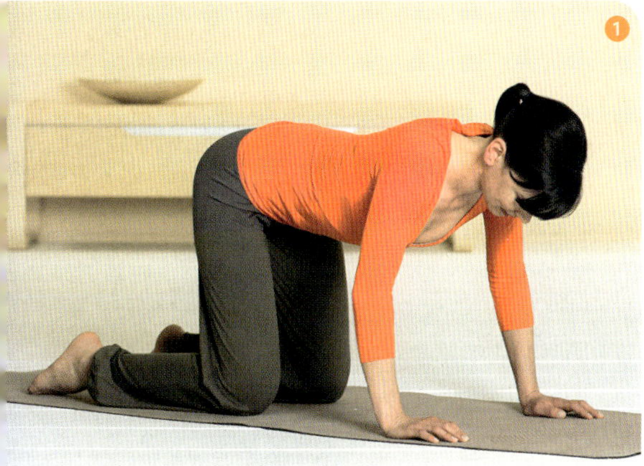
❶

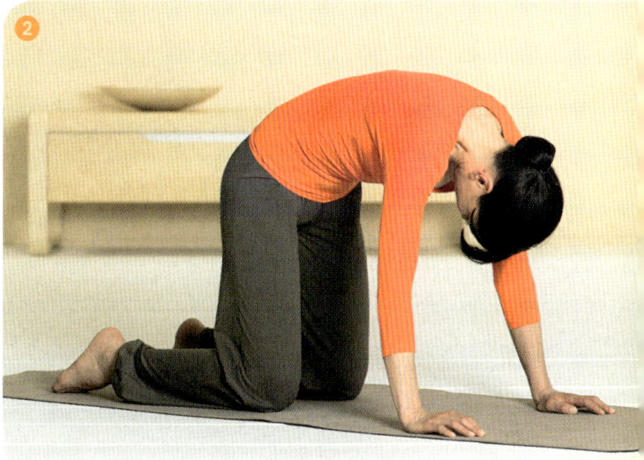
❷

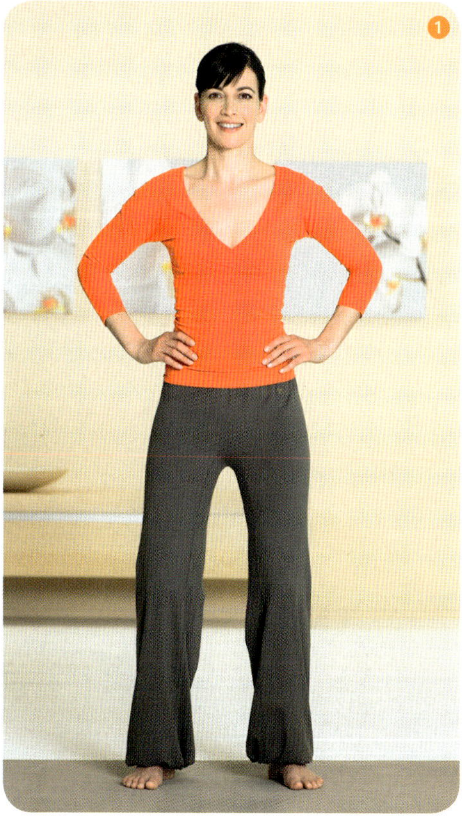

Durch diese Übung trainieren Sie:
Sportwissenschaftlich Mobilisation der Wirbelsäule; Dehnung des Schultergürtels und der Arme
Energetisch Steigerung des Energieflusses in den Meridianen der oberen Extremitäten und des Rumpfes

Mobilisation – Übung 6

Durchführung

Nehmen Sie die Grundposition (siehe S. 19f.) ein, und stützen Sie sich mit den Handflächen an den Hüften ab 1. Drehen Sie nun den Oberkörper nach links, und führen Sie den rechten Arm ebenfalls zur linken Seite. Die Handfläche der rechten Hand sollte dabei schräg nach oben zeigen, Ihr Blick

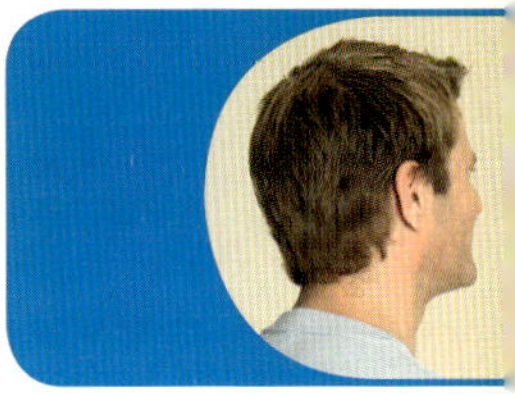

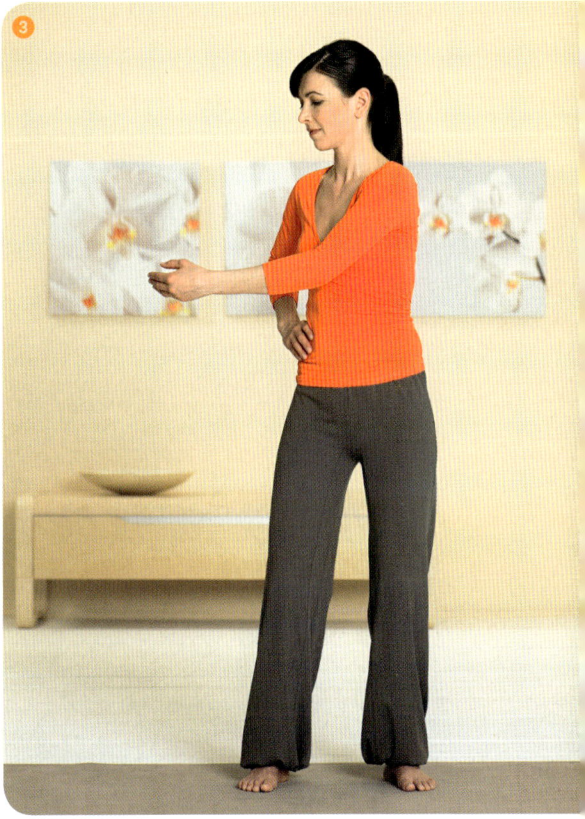

folgt dem rechten Daumen 2. Kehren Sie anschließend zur Ausgangsposition zurück, und drehen Sie sich zur anderen Seite, bei der der linke Arm mitgeführt wird 3. Bei der Drehung nach außen atmen Sie aus, bei der Drehung zurück zur Körpermitte ein.

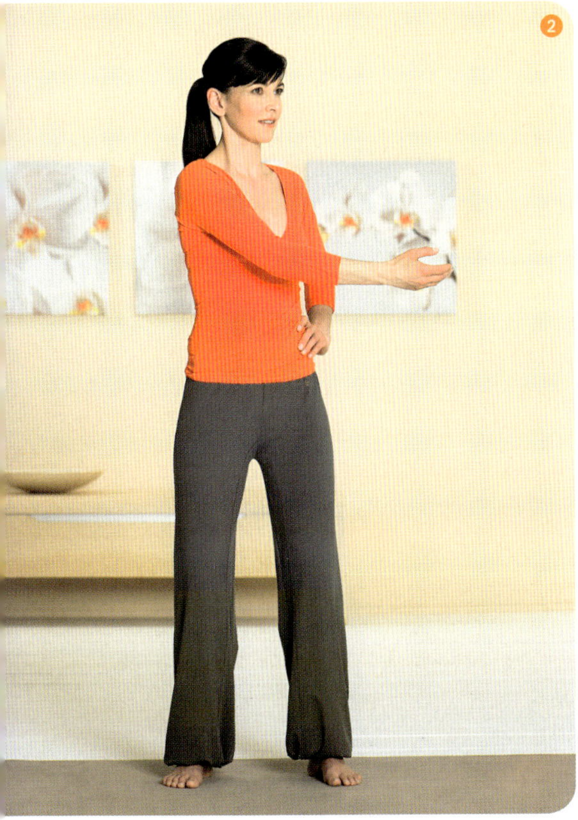

So vermeiden Sie Fehler

- Heben Sie den Arm, der jeweils mitgeführt wird, höchstens bis auf Brusthöhe an.
- Achten Sie auf die Haltung der gestreckten Hand.
- Halten Sie die Knie während der gesamten Übung leicht gebeugt.

Durch diese Übung trainieren Sie:

Sportwissenschaftlich Mobilisation der Wirbelsäule; Dehnung der seitlichen Rumpfmuskulatur

Energetisch Steigerung des Energieflusses in den Meridianen der oberen Extremitäten und des Rumpfes

Mobilisation – Übung 7

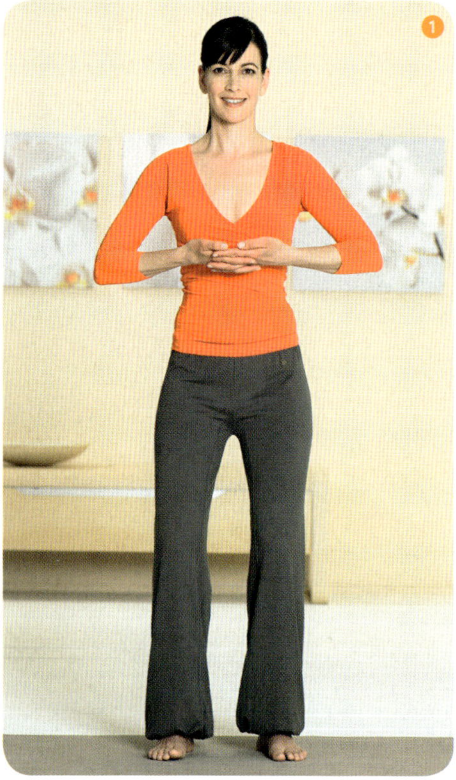

Durchführung

Nehmen Sie die Grundposition (siehe S. 19f.) ein, und verschränken Sie die Finger in Bauchhöhe ineinander. Führen Sie nun die Arme in Brusthöhe, und drehen Sie die Handflächen nach oben 1. Das ist notwendig, damit Sie die Arme weiter über den Kopf nach oben strecken können. Die Finger sollten auch über dem Kopf weiter ineinander verschränkt bleiben, die Handflächen sind zur Decke gewandt 2. Ihr Blick kann den Handflächen folgen. Neigen Sie anschließend den Oberkörper nach rechts 3, dann wieder zurück zur Mitte. Danach führen Sie die Übung zur linken Seite aus.

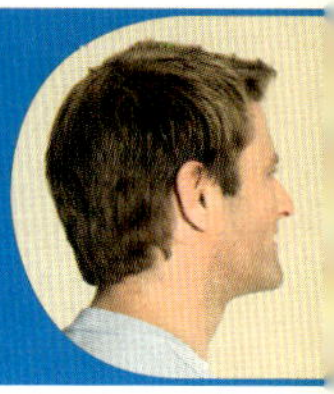

Der Blick folgt der Bewegung

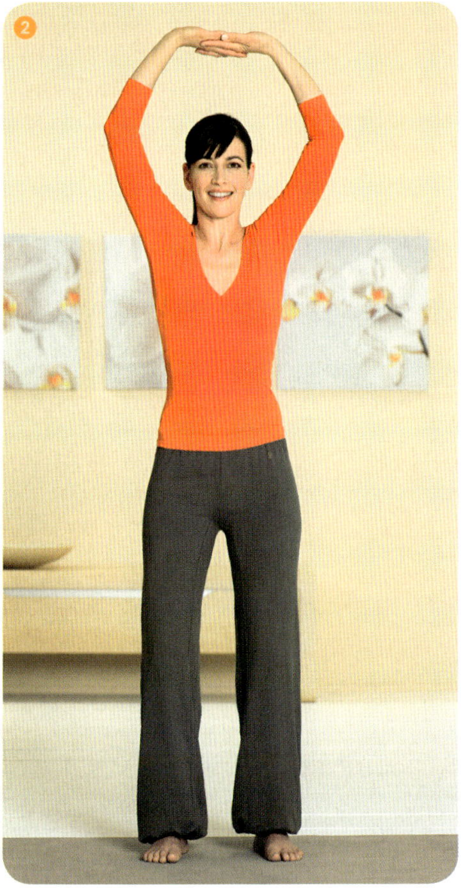

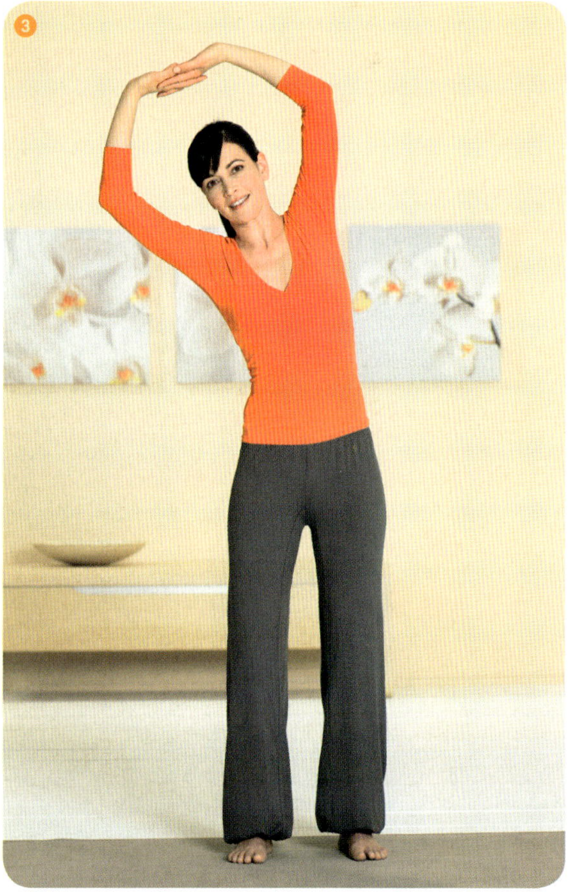

So vermeiden Sie Fehler

- Atmen Sie bei der Neigung zur Seite aus und bei der Bewegung zurück zur Körpermitte ein.
- Das Becken wird nicht mit bewegt.
- Arme und Oberkörper bilden eine Linie; beugen Sie die Arme nicht zu weit nach hinten oder nach vorne.
- Halten Sie die Knie leicht gebeugt.

Mobilisation – Übung 8

Durch diese Übung trainieren Sie:
Sportwissenschaftlich Mobilisation der Wirbelsäule; Kräftigung des oberen Rückens; Lockerung des Schulter- und Nackenbereichs
Energetisch Steigerung des Energieflusses in den Meridianen an der Rumpfrückseite (Blasenmeridian und Lenkergefäß)
Gesundheitlich Hilfe bei Herz-Kreislauf-Beschwerden; die Entgiftungsorgane (Nieren und Leber) werden angeregt.

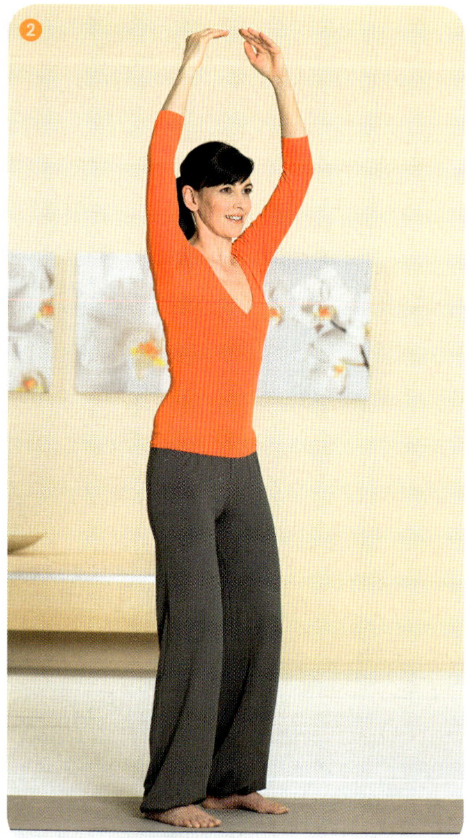

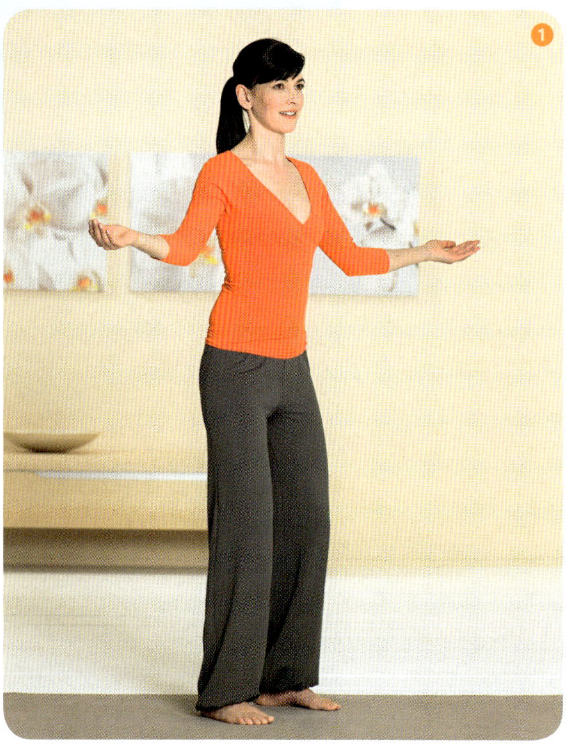

Durchführung

Von der Grundstellung aus (siehe S. 19f.) strecken Sie die Arme unterhalb der Schulter zur Seite. Ihre Handflächen zeigen zur Decke ❶. Beim Einatmen gehen Sie mit den Händen über den Kopf ❷, beim Ausatmen nei-

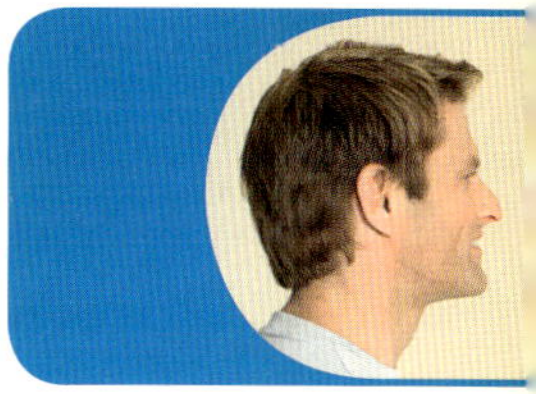

Wirbel für Wirbel aufrichten

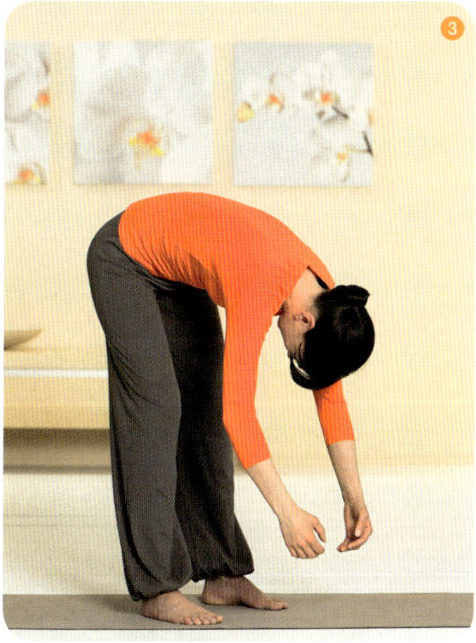

So vermeiden Sie Fehler

- Rollen Sie bewusst jeden einzelnen Wirbel langsam auf.
- Lösen Sie erst am Ende der Aufwärtsbewegung das Kinn vom Brustbein.

gen Sie den Oberkörper langsam nach vorne 3. Arme, Schultern und Kopf hängen locker nach unten. Rollen Sie beim nächsten Einatmen die Wirbelsäule langsam und bewusst wieder auf 4. Versuchen Sie, jeden Wirbel wahrzunehmen, während Sie sich Stück für Stück weiter aufrichten. Richten Sie den Kopf erst ganz zum Schluss von seiner Position auf der Brust wieder auf.

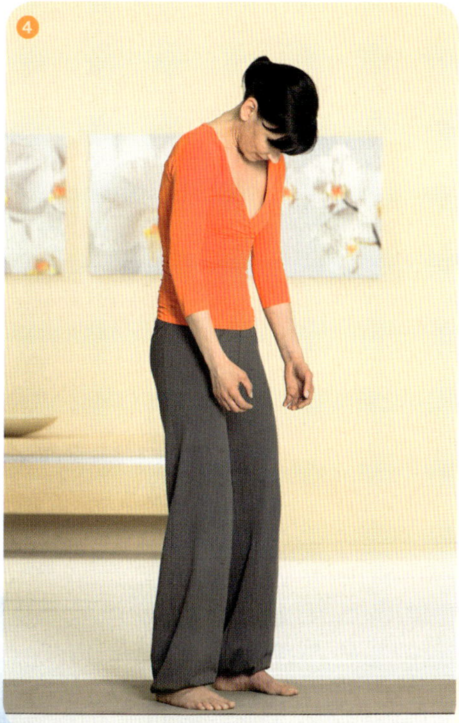

Mobilisation – Übung 9

Durch diese Übung trainieren Sie:

Sportwissenschaftlich Mobilisation der Wirbelsäule; die inneren Organe werden massiert.

Energetisch Steigerung des Energieflusses in den Meridianen der oberen Extremitäten und des kompletten Rumpfes

Gesundheitlich Hilfe bei Übelkeit und Kopfschmerzen

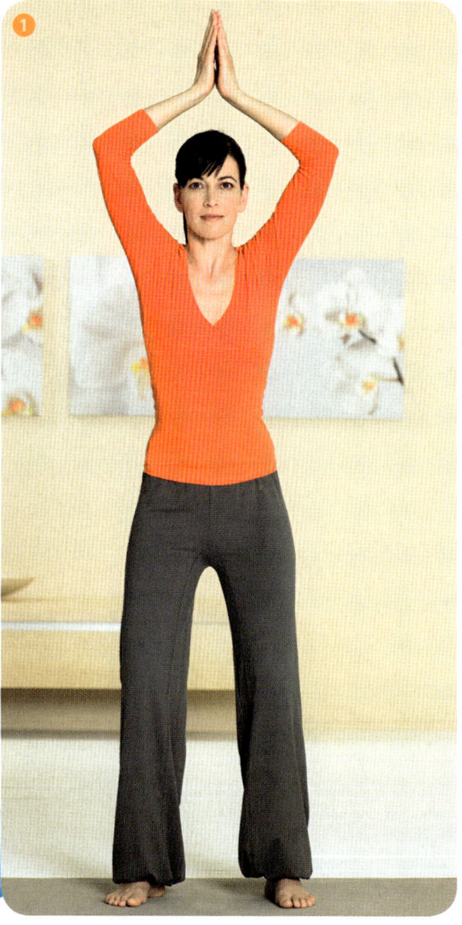

Durchführung

Sie stehen wieder in der Grundstellung (siehe S. 19f.). Führen Sie nun die Hände in Bauchhöhe zusammen und anschließend die Arme nach oben über den Kopf; die Fingerspitzen zeigen zur Decke 1. Mit aufeinander liegenden Handflächen (Gebetshaltung) beschreiben Sie vor Ihrem Körper den Verlauf des Buchstabens S oder eine Schlange 2. Ihr Oberkörper bewegt sich dabei mit.

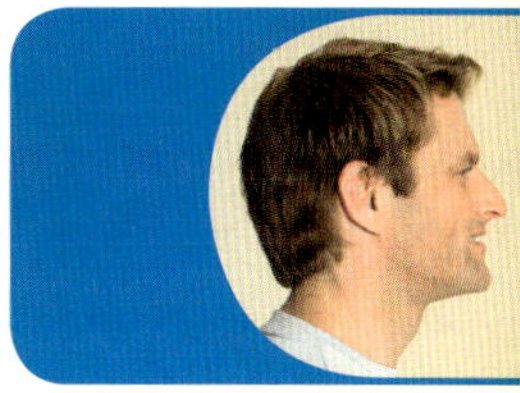

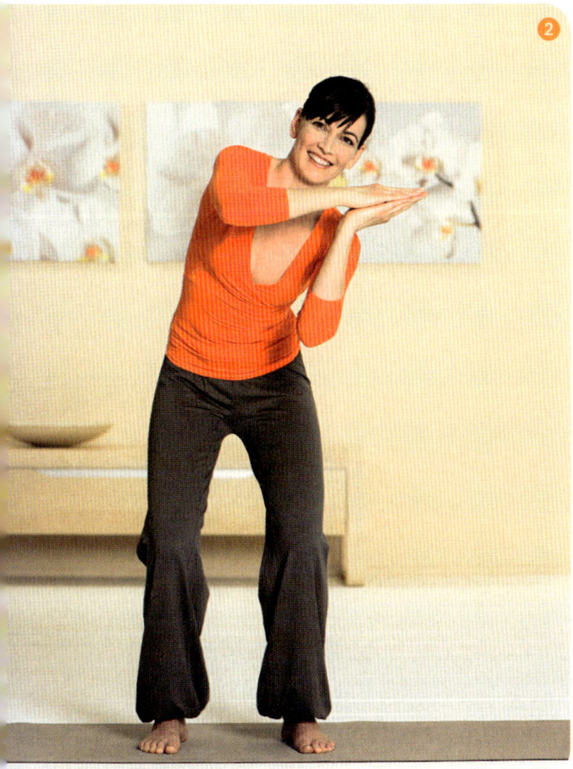

So vermeiden Sie Fehler

- Halten Sie die Knie immer leicht gebeugt.
- Halten Sie den Kopf in Verlängerung der Wirbelsäule.

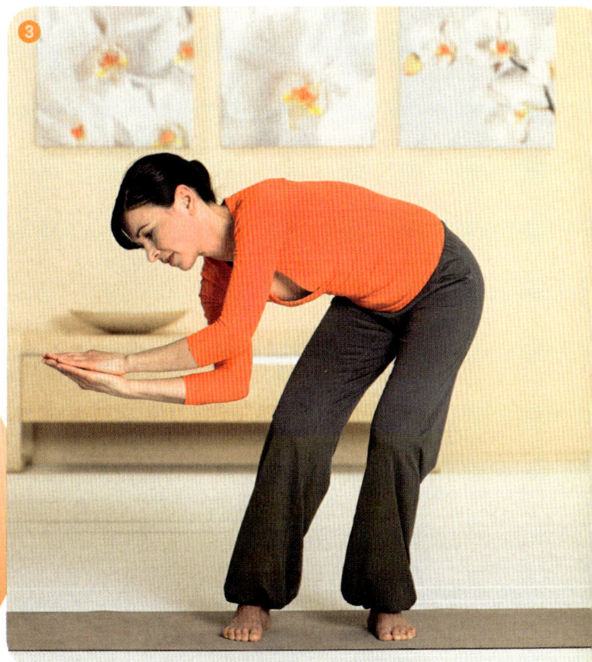

Diese Bewegung sollte auf Kniehöhe enden ③. Beginnen Sie dabei die Bewegung einmal von links und dann von rechts. Wiederholen Sie die Übung 4- bis 8-mal.

Mobilisation – Übung 10

Durch diese Übung trainieren Sie:

Sportwissenschaftlich Mobilisierung der Hüften und Knie; Schulung des Gleichgewichts; Kräftigung der Hüftbeuger und Oberschenkel

Energetisch Steigerung des Energieflusses in den Meridianen der unteren Extremitäten und des Gesäßes (Blasenmeridian), durch Berühren der Knie zusätzliche Stimulation der Meridiane

Durchführung

Von der Grundposition (siehe S. 19f.) aus verlagern Sie Ihr Körpergewicht auf das rechte Bein. Beim Einatmen heben Sie das linke Bein an, bis Hüfte, Ober- und Unterschenkel rechte Winkel bilden 1. Strecken Sie nun das linke Bein so weit durch, bis die linke Ferse schräg nach unten zeigt. Tippen Sie kurz mit der linken Ferse auf den Boden 2. Bei der nächsten Einatmung führen Sie das linke Bein wieder nach oben und beugen den Oberschenkel wie zu Beginn der Übung. Gehen Sie nun zurück in die Grundposition, und führen Sie die Übung anschließend mit dem rechten Bein aus. Wiederholen Sie die Übung 4- bis 8-mal.

So vermeiden Sie Fehler

- Halten Sie während der Übung das jeweilige Standbein leicht gebeugt.
- Um das Gleichgewicht zu halten, können Sie die Hände auf die Hüften stützen.
- Achten Sie auf die Bauchspannung.
- Halten Sie Ihren Oberkörper während der gesamten Übung gerade, und gehen Sie nicht ins Hohlkreuz.

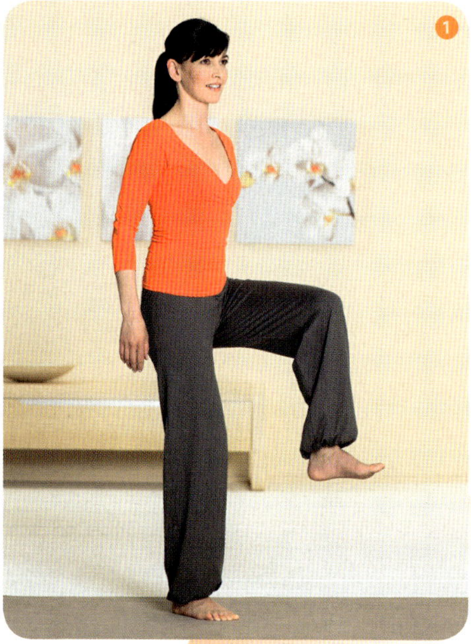

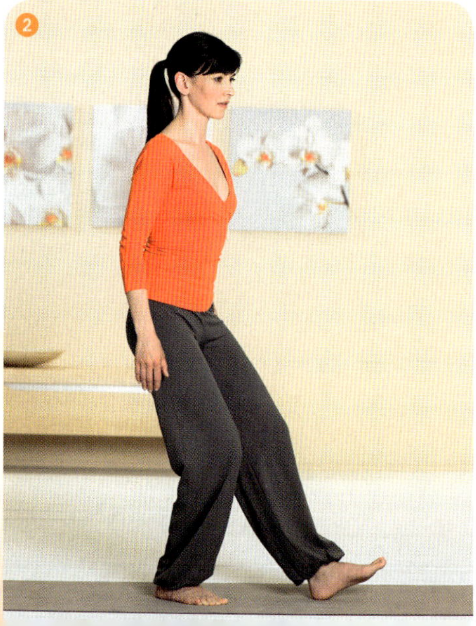

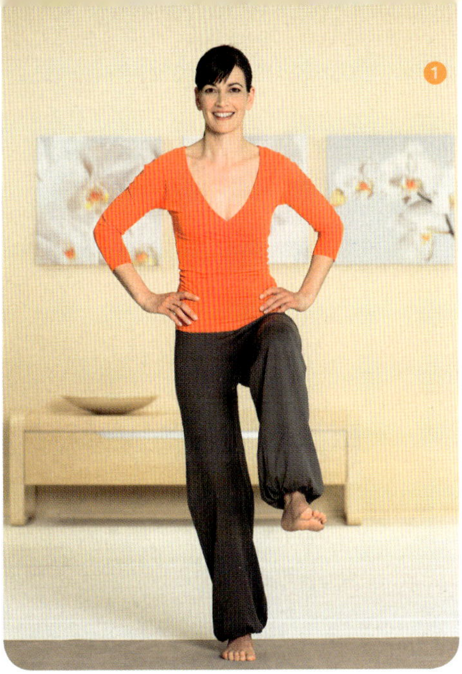

Nicht ins Hohlkreuz fallen

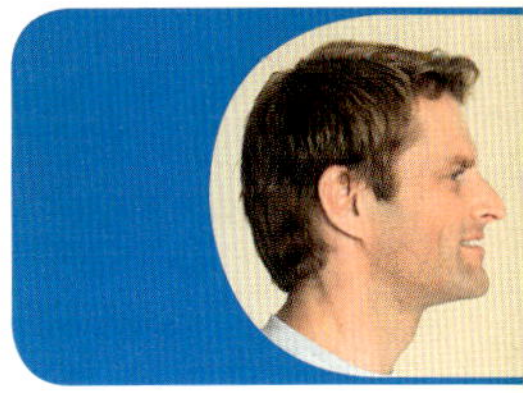

Variante 1

Heben Sie das Bein an, drehen Sie es nach außen zur Seite 2, und kehren Sie anschließend in die Ausgangsposition zurück.

Variante 2

Heben Sie das Bein seitlich an, drehen Sie es nach innen, und bringen Sie es anschließend vor dem Körper in die Ausgangsposition zurück.

Mobilisation – Übung 11

Durch diese Übung trainieren Sie:

Sportwissenschaftlich Schulung des Gleichgewichts und der Koordination; Mobilisation der Hüften; Kräftigung der Hüftbeuger; Dehnung der Hüftstrecker

Energetisch Steigerung des Energieflusses in den Meridianen der unteren Extremitäten (vor allem Lebermeridian)

Gesundheitlich Hilfe bei Müdigkeit, chronischen Erschöpfungszuständen und bei Erkältung

Durchführung

Nehmen Sie wieder die Grundstellung (siehe S. 19f.) ein. Verlagern Sie Ihr Körpergewicht auf das rechte Bein, und winkeln Sie das andere Bein im 90-Grad-Winkel vor Ihrem Körper an. Halten Sie das Becken ruhig, und achten Sie auf einen ausbalancierten Stand 1. Setzen Sie das Bein wieder ab, und wechseln Sie die Seite.

So vermeiden Sie Fehler

- Die Hüften bleiben während der gesamten Übung ruhig und werden nicht gedreht.
- Halten Sie das Knie des Standbeins leicht gebeugt.

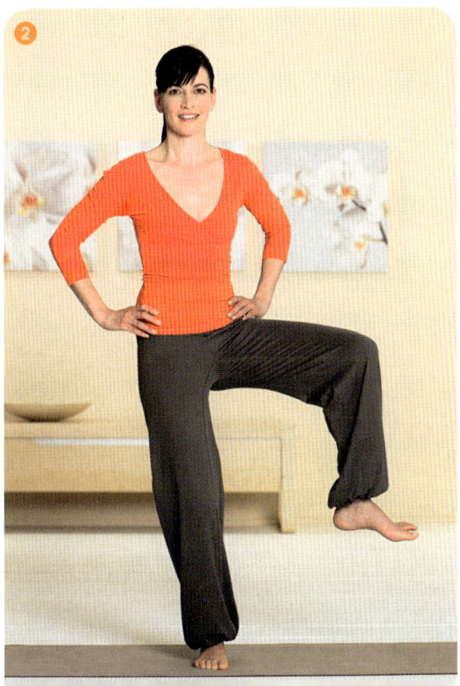

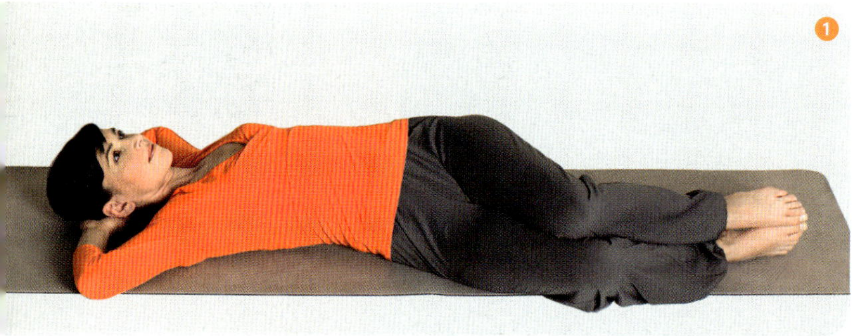

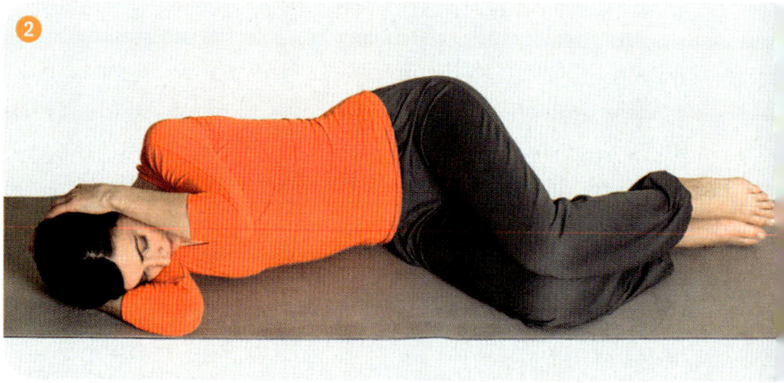

Mobilisation – Übung 12

Durch diese Übung trainieren Sie:
Sportwissenschaftlich Mobilisation der Wirbelsäule; Dehnung der Brustmuskulatur
Energetisch Steigerung des Energieflusses in den Meridianen des Rumpfes (Gallenblasenmeridian)
Gesundheitlich Hilfe bei Übelkeit und Magen-Darm-Beschwerden

Durchführung

Sie liegen auf einer weichen Matte in der Rückenlage mit am Hinterkopf verschränkten Armen. Stellen Sie nun die Beine auf, und lassen Sie sie locker zur Seite fallen. Atmen Sie dabei gleichmäßig ein und aus. Die Beine sollten seitlich etwa im 90-Grad-Winkel angewinkelt sein 1.
Durch diese Lage wird die Wirbelsäule mobilisiert und gedehnt. Zur Entspannung gehen Sie anschließend seitlich noch stärker in eine gekrümmte Haltung 2. Danach wechseln Sie die Seite.

So vermeiden Sie Fehler

- Drehen Sie das Becken bei der Bewegung nicht mit.
- Halten Sie die Knie während der Übung immer im rechten Winkel.

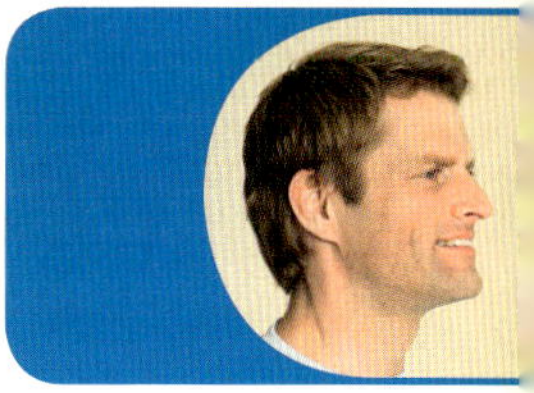

Mobilisation – Übung 13

Durch diese Übung trainieren Sie:

Sportwissenschaftlich Mobilisation der Wirbelsäule; Dehnung der gesamten Rückenmuskulatur

Energetisch Steigerung des Energieflusses in den Meridianen des Rumpfes

Gesundheitlich Hilfe bei Verstopfung und bei Magen-Darm-Trägheit sowie bei Kopfschmerzen

Durchführung

Nehmen Sie die Rückenlage ein. Die Arme sind seitlich in Verlängerung der Schulterachsen ausgestreckt und unterstützen die Balance. Die Handflächen zeigen zum Boden, wahlweise auch zur Decke. Die Beine sind aufgestellt. Ziehen Sie nun die Beine langsam in Richtung Oberkörper, bis Ihre Oberschenkel einen 90-Grad-Winkel zum Oberkörper bilden ①. Beim Ausatmen senken Sie die Knie zur linken Seite ab, der Kopf wird gleichzeitig zur rechten Seite gedreht ②. Beim Einatmen drehen Sie Knie und Kopf wieder in die Mitte, beim Ausatmen führen Sie die Bewegung in die andere Richtung aus.

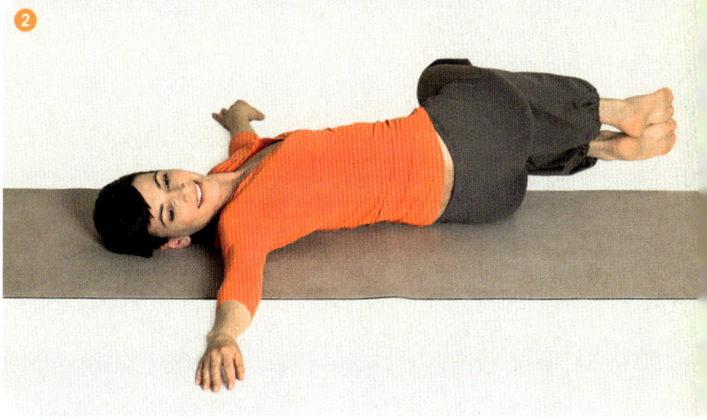

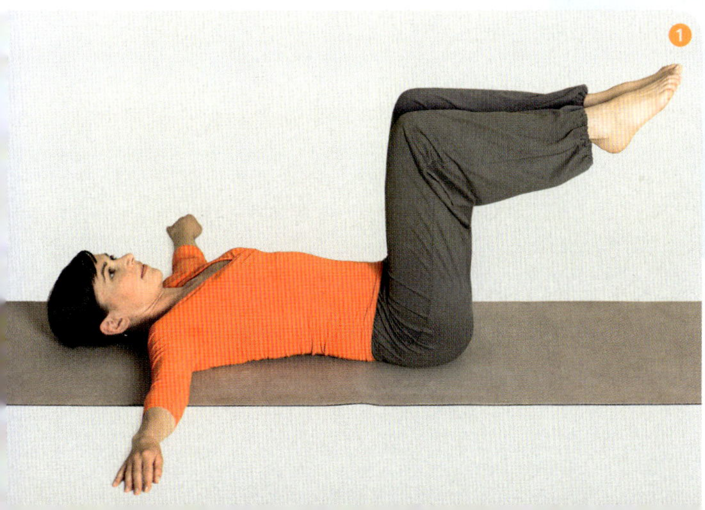

So vermeiden Sie Fehler

- Halten Sie bei der Seitwärtsbewegung der Oberschenkel die Bauchspannung. Dies merken Sie daran, dass Ihre Lendenwirbelsäule fest auf dem Boden aufliegt.

Sie den Kopf zur rechten Seite. Danach führen Sie die Übung zur linken Seite aus. Wiederholen Sie sie im Wechsel mehrere Male.

Mobilisation – Übung 14

Durch diese Übung trainieren Sie:
Sportwissenschaftlich Mobilisation der Wirbelsäule; Kräftigung der seitlichen Rumpfmuskulatur
Energetisch Steigerung des Energieflusses in den Meridianen des Rumpfes (Gallenblasenmeridian)

Durchführung

Nehmen Sie auf einer weichen Unterlage den Vierfüßlerstand ein. Oberschenkel und Knie sind unter Ihrem Becken hüftbreit geöffnet. Öffnen Sie die Arme unter den Schultern langsam etwas weiter als schulterbreit. Ziehen Sie nun die rechte Hüfte in Richtung rechte Schulter. Sie merken dann dabei deutlich, wie Ihre rechte seitliche Rumpfmuskulatur angespannt wird. Gleichzeitig wenden

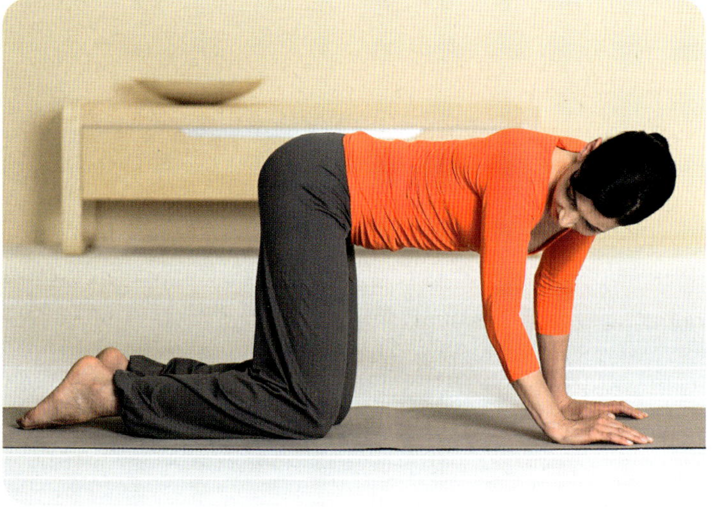

So vermeiden Sie Fehler

- Atmen Sie tief aus, wenn Sie sich zur Seite wenden.
- Halten Sie den Kopf in Verlängerung der Halswirbelsäule, und heben Sie ihn nicht zu hoch an.
- Halten Sie die Ellbogen leicht gebeugt.

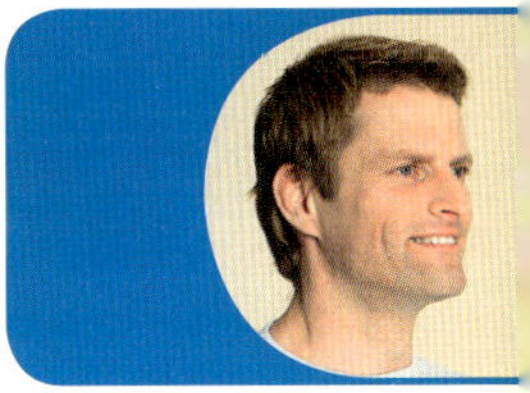

Starker Rumpf –
starker Rücken

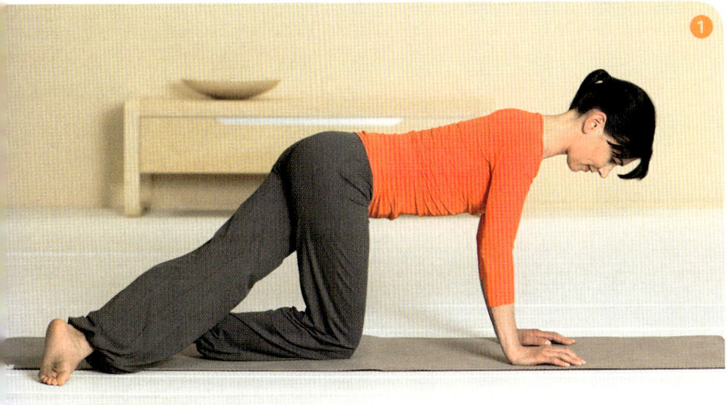

Durch diese Übung trainieren Sie:

Sportwissenschaftlich Mobilisation der Wirbelsäule; Kräftigung der seitlichen Rumpfmuskulatur

Energetisch Steigerung des Energieflusses in den Meridianen des Rumpfes (Gallenblasenmeridian)

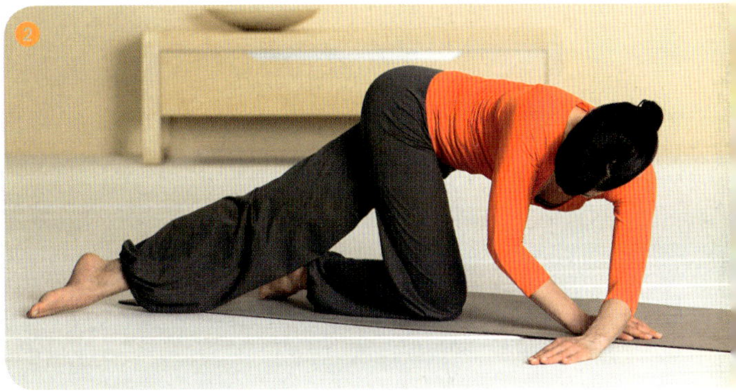

Mobilisation – Übung 15

Durchführung

Nehmen Sie auf einer weichen Unterlage den Vierfüßlerstand ein. Oberschenkel und Knie sind unter Ihrem Becken hüftbreit geöffnet. Öffnen Sie die Arme unter den Schultern etwas weiter als schulterbreit.

Strecken Sie nun das linke Bein, und führen Sie es über die Körperachse und das rechte Bein hinweg (1). Setzen Sie den linken Fuß kurz auf, und wenden Sie sich mit dem Kopf und dem gesamten Oberkörper ebenfalls zur rechten Seite. Gleichzeitig führen Sie auch den linken Arm zur rechten Seite und legen die linke Hand auf dem Boden ab (2).

So vermeiden Sie Fehler

- Atmen Sie tief aus, wenn Sie sich zur Seite wenden.
- Halten Sie den Kopf in Verlängerung der Halswirbelsäule, und heben Sie ihn nicht zu hoch an.
- Ihr Körpergewicht ruht abwechselnd auf dem angewinkelten Bein und dem abstützenden Arm der linken bzw. rechten Seite.

Kräftigungsübungen

Als letzte Übung vor der abschließenden Entspannungsübung kräftigen Sie mit einer der folgenden Übungen Ihre Muskulatur. Auch hier werden keine schweißtreibenden Bewegungen von Ihnen verlangt; das sanfte Training spricht gezielt einzelne Muskelgruppen an. Wie bei allen Ener-Chi-Übungen sind auch in diesen Übungen häufig Elemente zur Dehnung und Mobilisation enthalten.

Kräftigung – Übung 1

Durch diese Übung trainieren Sie:

Sportwissenschaftlich: Kräftigung der Brustmuskulatur

Energetisch Steigerung des Energieflusses in den Meridianen der Rumpfrückseite (Blasenmeridian)

Gesundheitlich Hilfe bei Ischiasbeschwerden und Muskelverspannungen

Durchführung

Nehmen Sie auf einer weichen Unterlage den Vierfüßlerstand ein. Achten Sie darauf, dass Ihre Knie hüftbreit auseinander stehen und die Arme in Höhe der Schultern auf der Unterlage positioniert sind 1. Auch bei

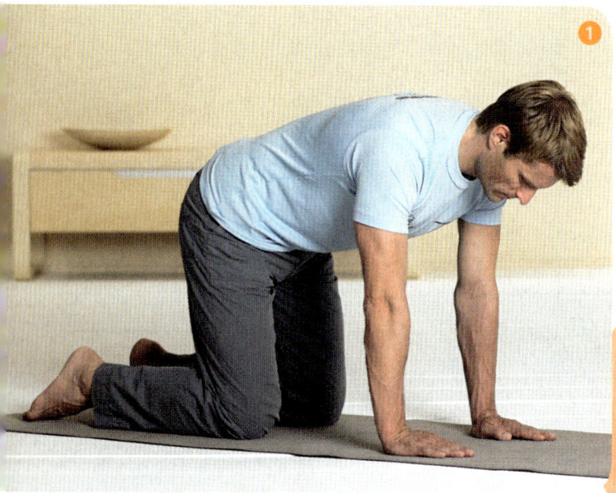

1

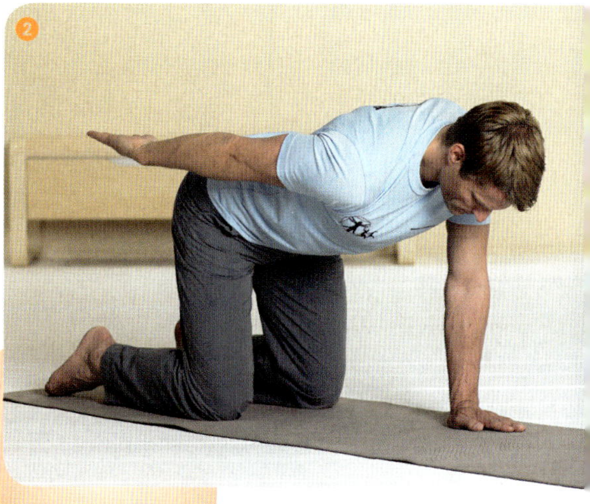

2

Kopf in Verlängerung der Wirbelsäule

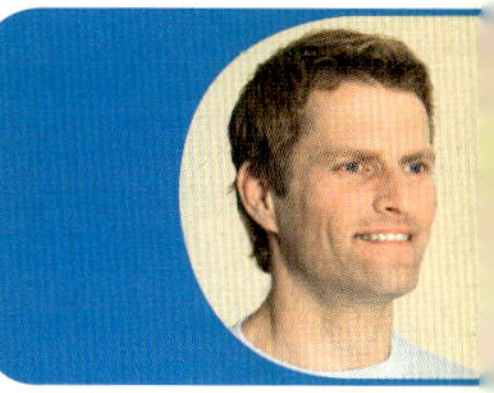

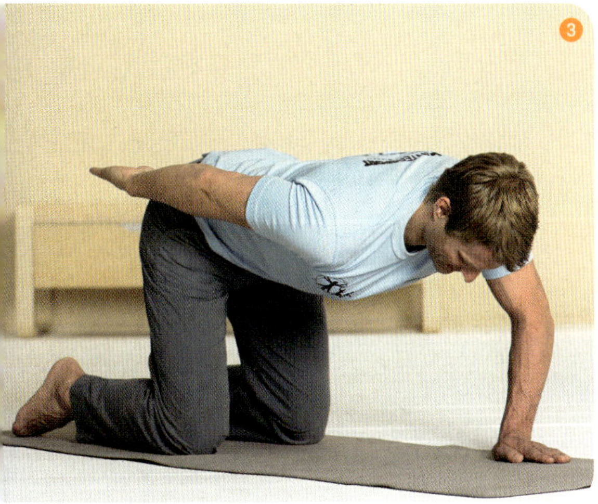

dieser Position ist es wichtig, auf die Bauchspannung zu achten, indem der Bauchnabel in Richtung Wirbelsäule eingezogen wird. Der Rücken bleibt gerade.

Führen Sie nun den rechten Arm an der rechten Körperseite nach hinten, die Handfläche zeigt nach oben. Auf dem linken Arm ruht nun das gesamte Gewicht (2). Beugen Sie den linken Arm langsam (3), und schieben Sie ihn so weit nach vorne, bis Ihr Kopf nah über dem Boden ist. Der Rücken bleibt gerade (4). Gehen Sie dann langsam zurück in die Ausgangsposition, und wechseln Sie die Seiten.

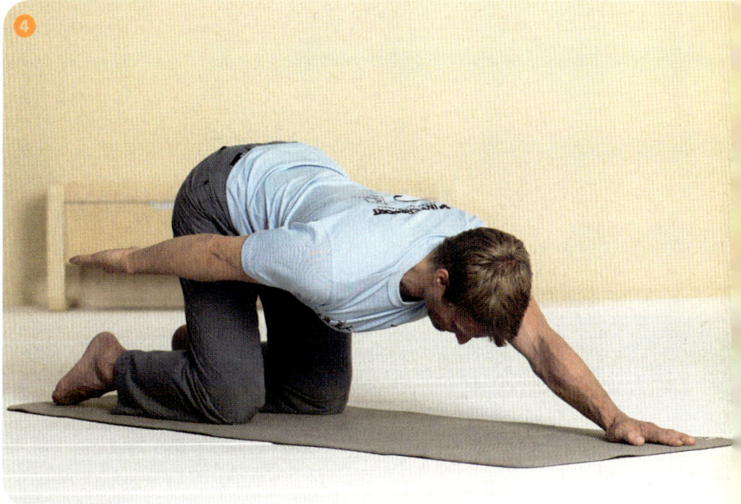

So vermeiden Sie Fehler

- Verlagern Sie den Oberkörperschwerpunkt nicht zu weit nach vorne.

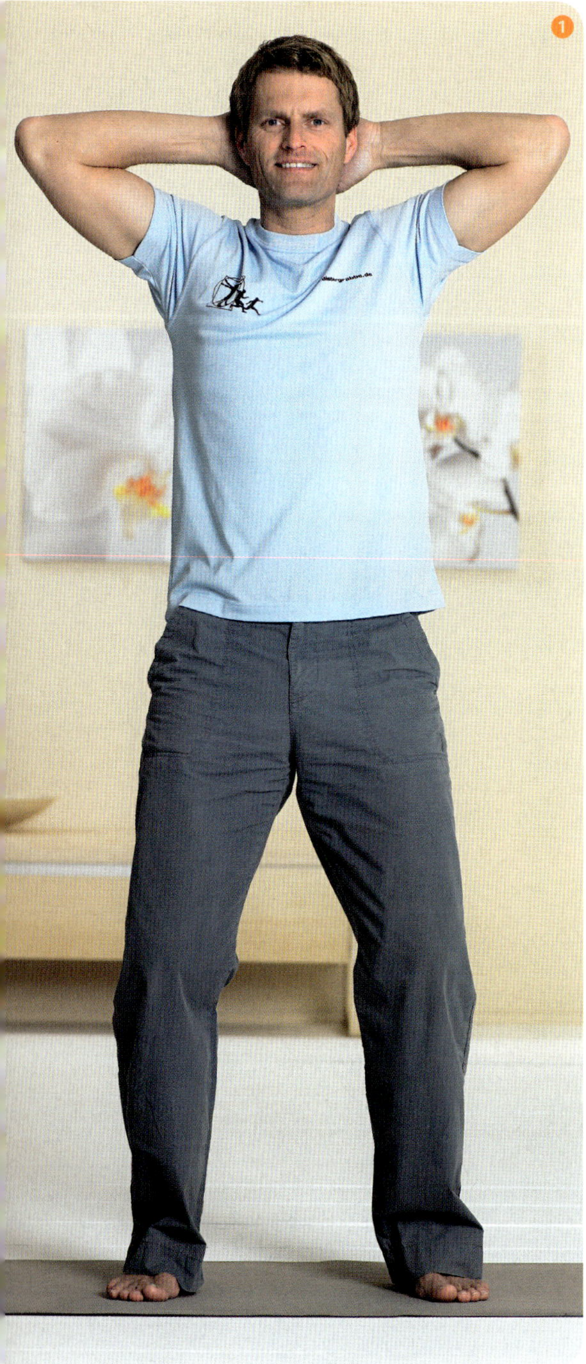

Kräftigung – Übung 2

Durch diese Übung trainieren Sie:

Sportwissenschaftlich: Kräftigung der Nackenmuskulatur

Energetisch Steigerung des Energieflusses in den Meridianen der oberen Extremitäten im Bereich des Nackens

Gesundheitlich Hilfe bei Schwindel und anderen Kreislaufbeschwerden

Durchführung

Nehmen Sie die Grundposition (siehe S. 19f.) ein. Ihre Füße sind schulterbreit geöffnet, der Bauchnabel wird in Richtung Wirbelsäule gezogen. Falten Sie die Hände, und legen Sie sie an den Hinterkopf. Die Ellbogen zeigen exakt zur Seite ❶. Drücken Sie nun den Kopf gegen den Druck der Hände nach hinten ❷. Lassen Sie kurz los, und bauen Sie die Spannung dann erneut auf.

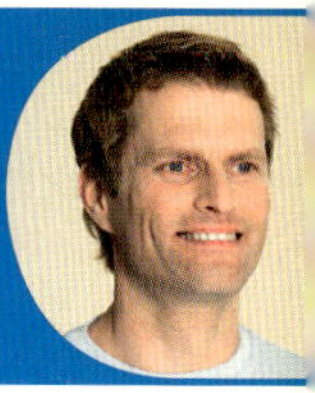

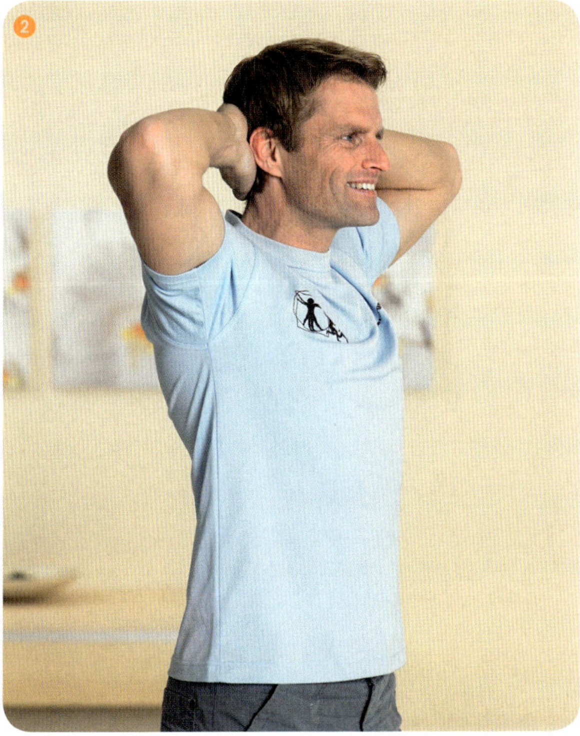

So vermeiden Sie Fehler

- Lassen Sie die Schultern gesenkt.
- Halten Sie die Knie leicht gebeugt.

Variante

Legen Sie die Hände – wahlweise auch gefaltet – auf die Stirn, und drücken Sie den Kopf nach vorne, in die Handflächen hinein 3.

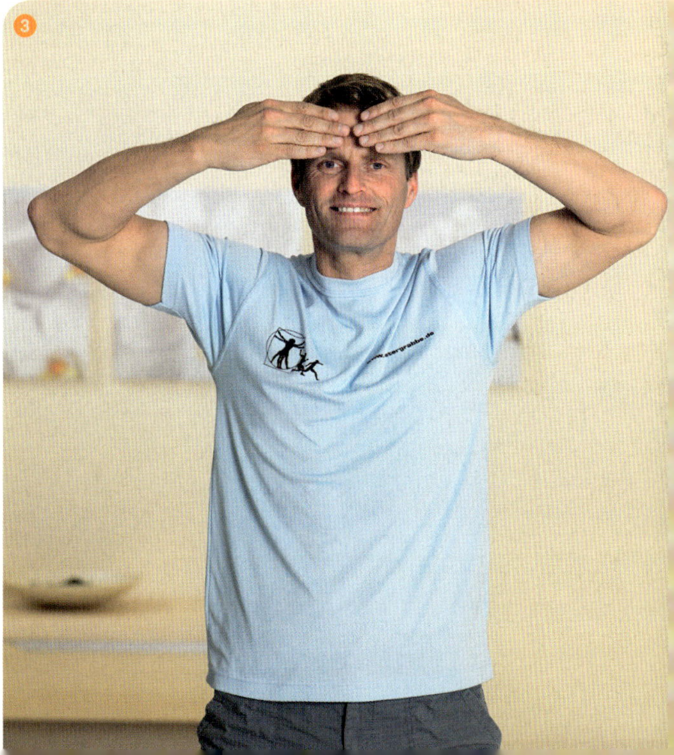

Kräftigung – Übung 3

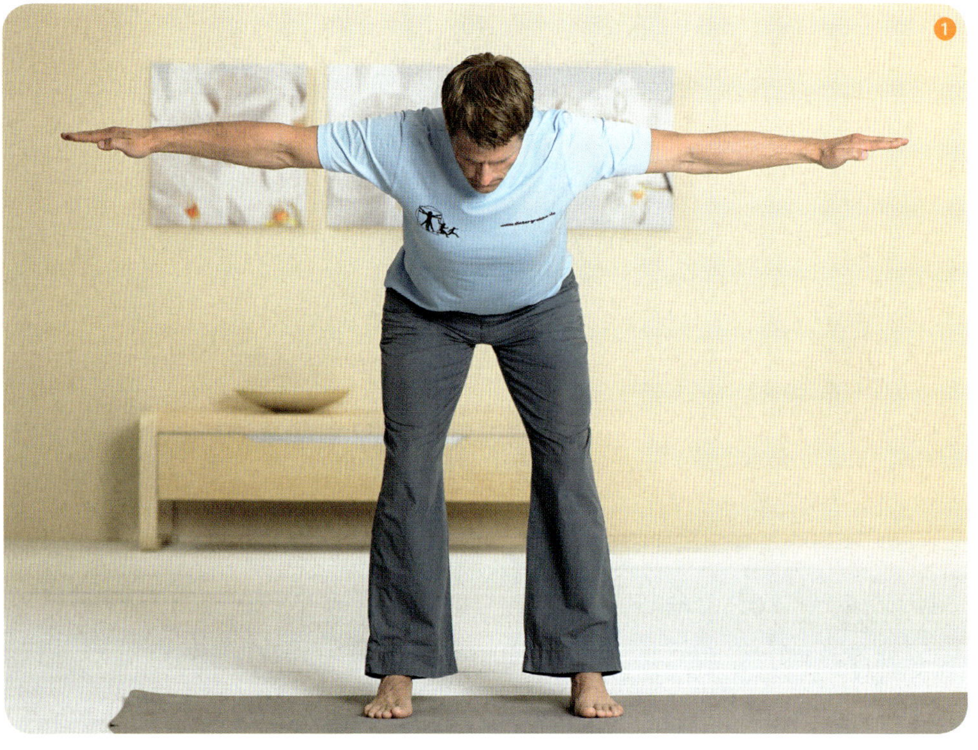

Durch diese Übung trainieren Sie:

Sportwissenschaftlich Kräftigung des Rückens und des Schultergürtels

Energetisch Steigerung des Energieflusses in den Meridianen des Rumpfes und des Schultergürtels

Gesundheitlich Hilfe bei Kopf- und Sehnenschmerzen sowie bei Muskelverspannungen

Durchführung

Von der Grundposition (siehe S. 19f.) ausgehend, neigen Sie den Oberkörper um 90 Grad nach vorne. Achten Sie darauf, dass der Bauchnabel in Richtung Wirbelsäule gezogen wird. Strecken Sie nun die Arme seitlich in Schulterhöhe aus 1. In dieser Stellung werden die Arme über den Kopf nach vorne geführt und wieder zurück an die Körper-

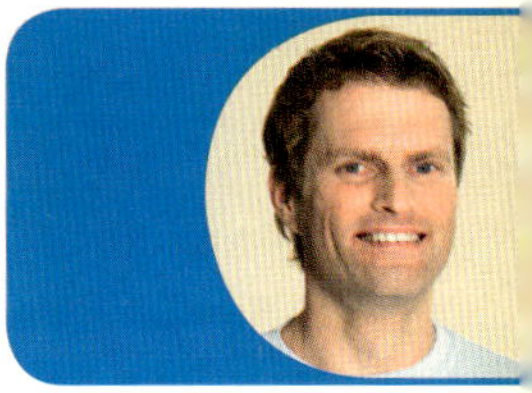

seite. Wiederholen Sie diese Bewegung mehrere Male; atmen Sie bei der Dehnung aus und bei der Rückführung der Arme ein.

Variante

Sie können den Schwierigkeitsgrad der Übung steigern, indem Sie die Arme in Kopfhöhe nach vorne strecken ❷ und anschließend den Oberkörper zur rechten Seite drehen ❸. Atmen Sie bei dieser Drehbewegung aus. Sie blicken ebenfalls nach rechts. Beim Einatmen geht der Oberkörper wieder zur Körpermitte, beim Ausatmen zur linken Seite. Wiederholen Sie die Übung 4- bis 8-mal.

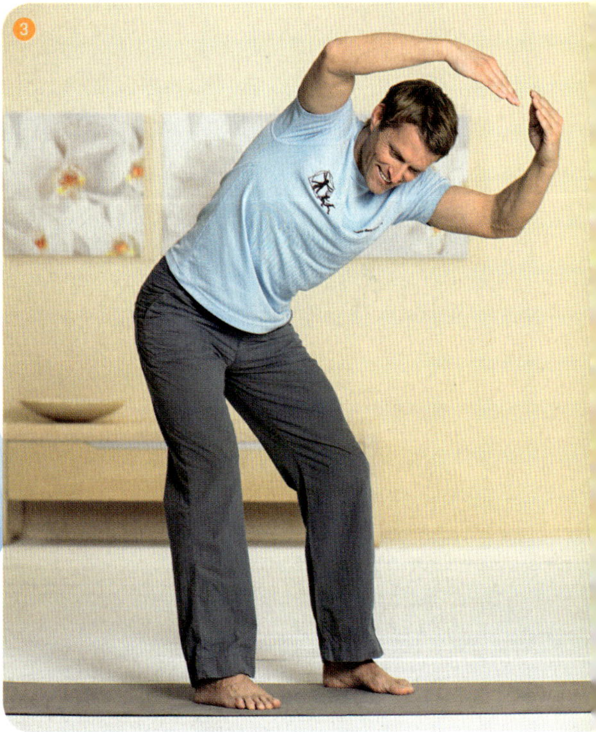
3

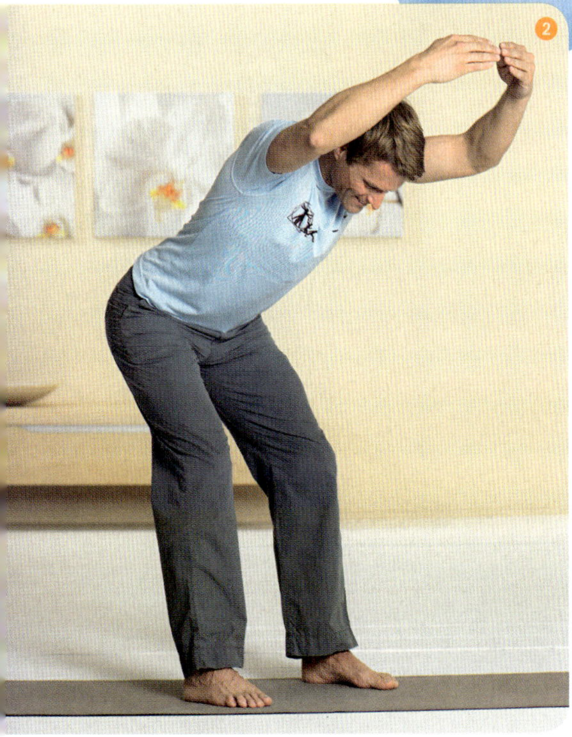
2

So vermeiden Sie Fehler

- Halten Sie die Knie leicht gebeugt, sie weisen aber nicht über die Fußspitzen hinaus.
- Verlagern Sie Ihren Körperschwerpunkt nach hinten.
- Strecken Sie die Arme weit nach oben.

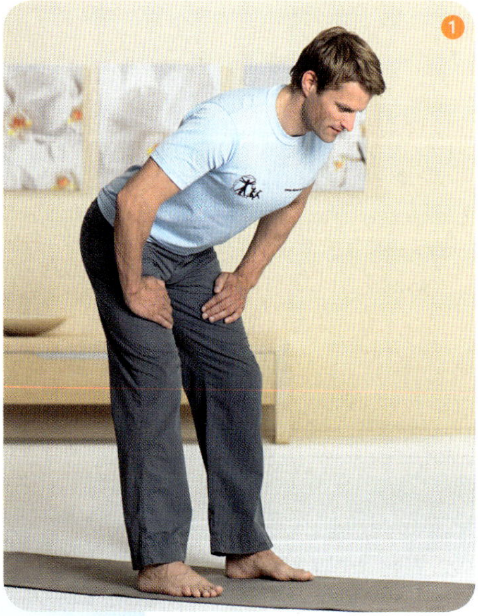

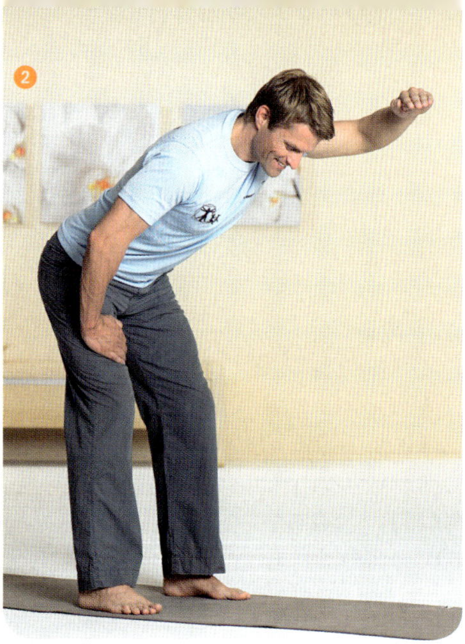

keln ab 1. Die rechte Hand bleibt auf dem Oberschenkel, während Sie den linken Arm über den Kopf nach oben strecken 2. Diese Bewegung führen Sie aus der Halteposition aus, der Arm bleibt dabei leicht gebeugt, und die Handfläche zeigt schräg nach unten.

Kräftigung – Übung 4

Durch diese Übung trainieren Sie:
Sportwissenschaftlich Kräftigung des Rückens und des Schultergürtels
Energetisch Steigerung des Energieflusses in den Meridianen der oberen Extremitäten und des Rumpfes
Gesundheitlich Hilfe bei Ischiasbeschwerden, Muskelverspannungen sowie Kopf- und Sehnenschmerzen

Durchführung

Sie stehen in der Grundposition (siehe S. 19f.) und beugen den Rücken leicht nach vorne. Legen Sie die Hände auf den Oberschenkeln ab 1. Die rechte Hand bleibt auf dem Oberschenkel, während Sie den linken Arm über den Kopf nach oben strecken 2. Diese Bewegung führen Sie aus der Halteposition aus, der Arm bleibt dabei leicht gebeugt, und die Handfläche zeigt schräg nach unten.

Etwas anstrengender wird die Übung, wenn Sie Ihren Oberkörper seitlich zum ausgestreckten Arm nach außen drehen und unter dem gehobenen Arm hindurchblicken.

So vermeiden Sie Fehler

- Die Knie sind gebeugt, weisen aber nicht über die Zehenspitzen hinaus.
- Verlagern Sie den Körperschwerpunkt nach hinten.
- Halten Sie den Oberkörper gerade.
- Halten Sie den Kopf in Verlängerung der Wirbelsäule, und heben Sie ihn nicht zu weit in den Nacken.

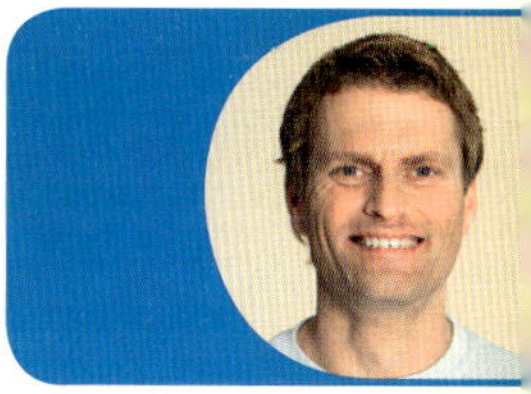

Kräftigung – Übung 5

Durch diese Übung trainieren Sie:
Sportwissenschaftlich Kräftigung der Bauchmuskulatur
Energetisch Steigerung des Energieflusses in den Meridianen der Körperrückseite (Blasenmeridian)
Gesundheitlich Hilfe bei Bindegewebsschwäche, Müdigkeit und Magen-Darm-Problemen

Durchführung

Sie liegen auf einer bequemen Unterlage auf dem Rücken und stellen die Beine auf. Ober- und Unterschenkel sollten einen 90-Grad-Winkel bilden. Die Arme liegen seitlich am Körper 1. Drücken Sie die Lendenwirbelsäule gegen die Unterlage, und atmen Sie einmal tief ein und aus. Beim Ausatmen spannen Sie den Bauch an und halten die Spannung während der gesamten Übung. Fixieren Sie einen Punkt schräg vor sich an der Decke, und heben Sie Kopf, Schultern und Arme leicht an. Nun führen Sie die Hände seitlich am Körper in Richtung der Knie 2. Halten Sie diese Stellung zwei Atemzüge, lösen Sie sie dann wieder, und senken Sie den Oberkörper auf die Unterlage. Wiederholen Sie die Übung mindestens 4-mal.

So vermeiden Sie Fehler

- Achten Sie darauf, einen Punkt an der Decke zu fixieren, um die Halswirbelsäule zu entlasten.
- Legen Sie das Kinn nicht auf dem Brustbein ab.
- Halten Sie die Arme immer parallel zum Oberkörper.
- Halten Sie die Schultern gesenkt.

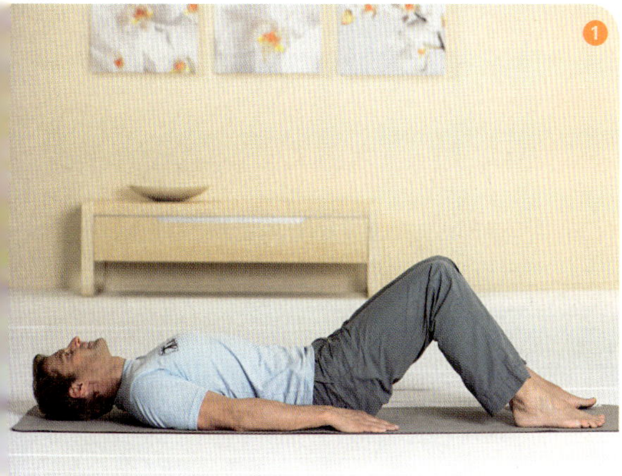

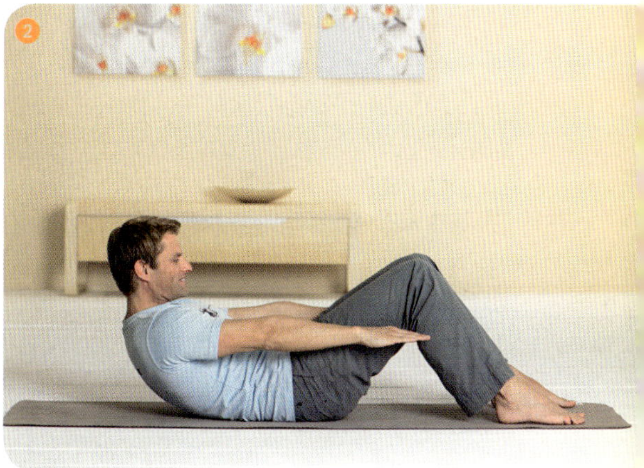

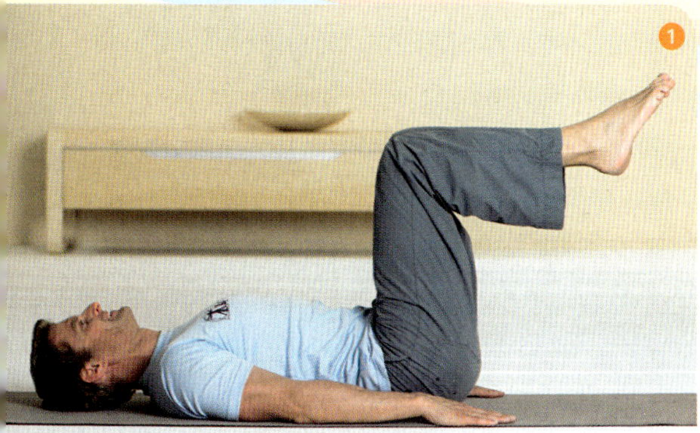

Kräftigung – Übung 6

Durch diese Übung trainieren Sie:

Sportwissenschaftlich Kräftigung der Bauchmuskeln

Energetisch Steigerung des Energieflusses in den Meridianen des Rumpfes (Gallenblasenmeridian)

Gesundheitlich Hilfe bei Übelkeit sowie bei Unterleibsbeschwerden

Durchführung

Legen Sie sich auf den Rücken, und drücken Sie die Lendenwirbelsäule gegen die Unterlage. Wichtig ist hierbei die Bauchspannung, die Sie erreichen, indem Sie den Bauchnabel in Richtung Wirbelsäule ziehen.

Heben Sie nun die Beine im rechten Winkel an 1. Schieben Sie beim Ausatmen die

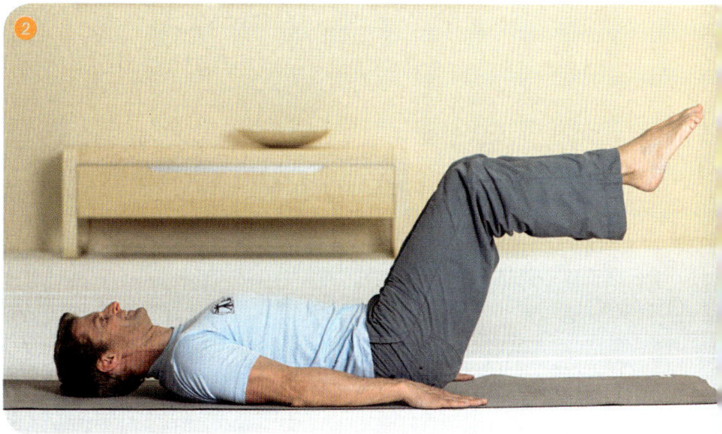

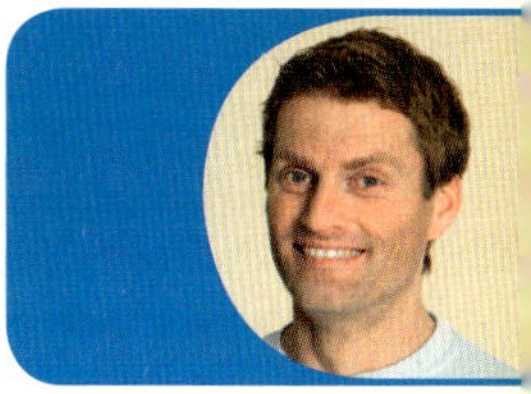

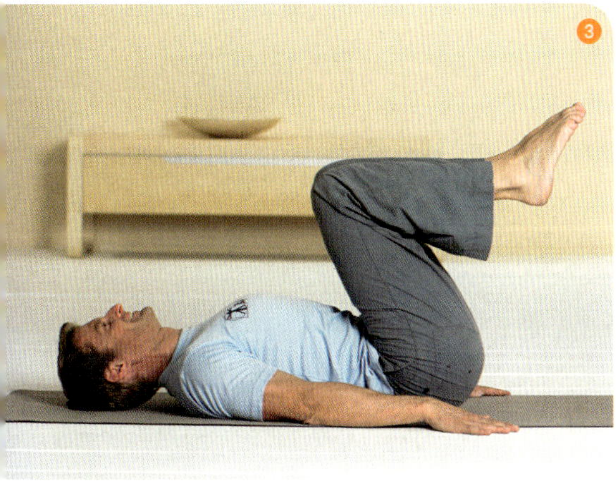

So vermeiden Sie Fehler

- Der Rücken hat während der gesamten Übung Bodenkontakt.
- Heben Sie das Becken nicht mit an.
- Legen Sie die Arme etwa im 45-Grad-Winkel seitlich ab – sie können bei der Übung eine Stützfunktion übernehmen.
- Der Oberkörper bewegt sich nicht mit.

Fersen nach vorne, sodass die Beine leicht gestreckt werden ❷. Die Lendenwirbelsäule liegt fest auf der Unterlage.

Variante

Ziehen Sie die Beine stärker zum Brustkorb, und beschreiben Sie mit den Füßen langsam einen Kreis in der Luft ❸.

Variante

Zeichnen Sie als zweite Variante eine Acht in die Luft ❹.

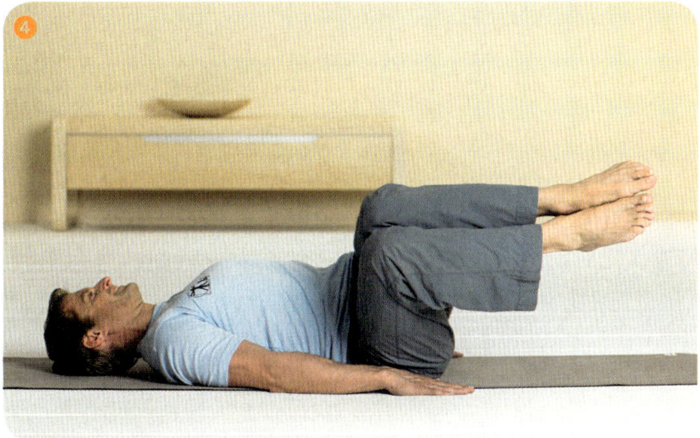

Kräftigung – Übung 7

Durch diese Übung trainieren Sie:

Sportwissenschaftlich Kräftigung der Arm- und Schultermuskulatur

Energetisch Steigerung des Energieflusses in den Meridianen der oberen Extremitäten

Gesundheitlich Hilfe bei Schwindel und anderen Kreislaufbeschwerden

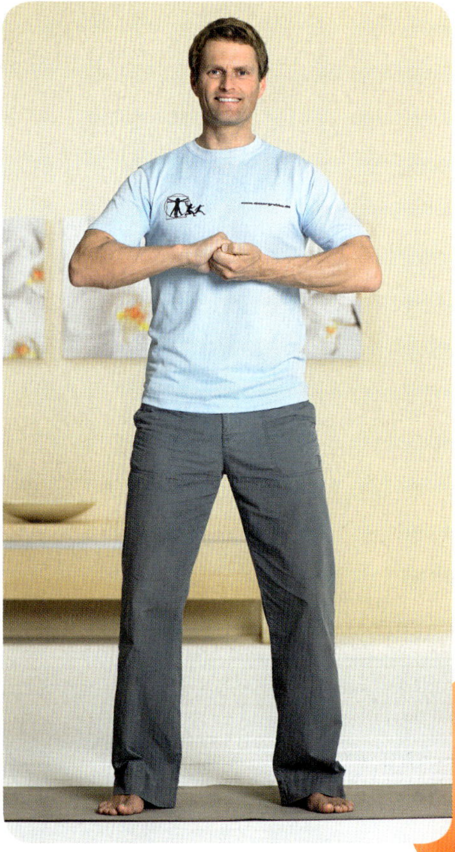

Durchführung

Stellen Sie sich bei dieser Übung in die Grundposition (siehe S. 19f.). Achten Sie auf einen festen Stand, eine gleichmäßige Gewichtsverteilung auf beide Beine und auf die Bauchspannung. Heben Sie nun die Arme auf Brusthöhe an, und verschränken Sie die Finger ineinander. Ziehen Sie die Hände auseinander, und atmen Sie dabei aus. Um jeweils die entsprechende Hilfsmuskulatur mit zu trainieren, sollten Sie abwechselnd der linken und der rechten Hand die Führung überlassen.

So vermeiden Sie Fehler

- Halten Sie die obere Handfläche immer leicht gebeugt.
- Heben Sie die Arme nicht zu weit an.
- Lassen Sie die Schultern gesenkt.

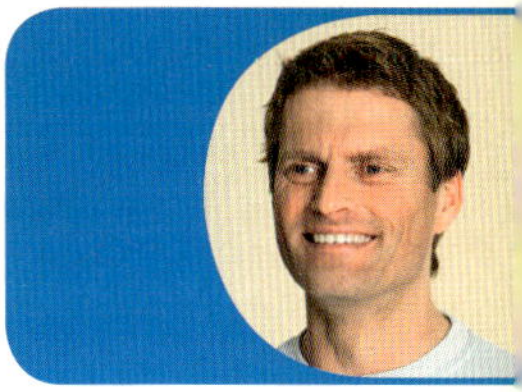

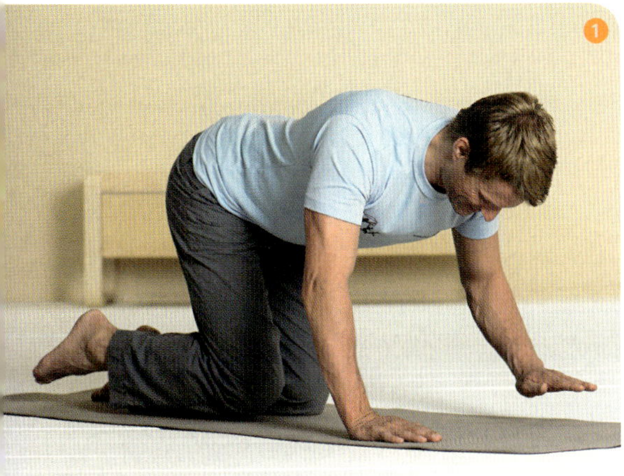

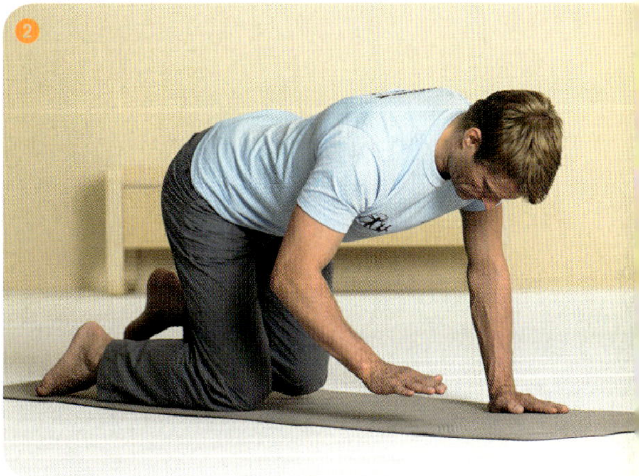

Durch diese Übung trainieren Sie:
Sportwissenschaftlich Rumpfkräftigung; Ganzkörperstabilisation; Schulung des Gleichgewichts
Energetisch Steigerung des Energieflusses in den Meridianen der Rumpfrückseite (Blasenmeridian)
Gesundheitlich Hilfe bei Muskelverspannungen und Ischiasbeschwerden

Kräftigung – Übung 8

Durchführung

Sie knien auf einer weichen Unterlage, die Knie sind schulterbreit geöffnet, die Handflächen unter Ihren Schultern platziert.
Heben Sie nun im Wechsel die linke 1 und die rechte 2 Handfläche vom Boden ab. Der Ellbogen ist dabei leicht gebeugt. Das Abheben der Hände sollte rhythmisch erfolgen, etwa in Gehgeschwindigkeit. Sie können wahlweise die Bewegung schneller oder langsamer ausführen.

Variante

Sie können den Schwierigkeitsgrad der Übung steigern, indem Sie während des Anhebens der Handflächen gleichzeitig diagonal ein Bein leicht anheben.

So vermeiden Sie Fehler

- Der Rücken sollte während der gesamten Übung gerade gehalten werden.
- Der Kopf befindet sich in Verlängerung der Wirbelsäule.

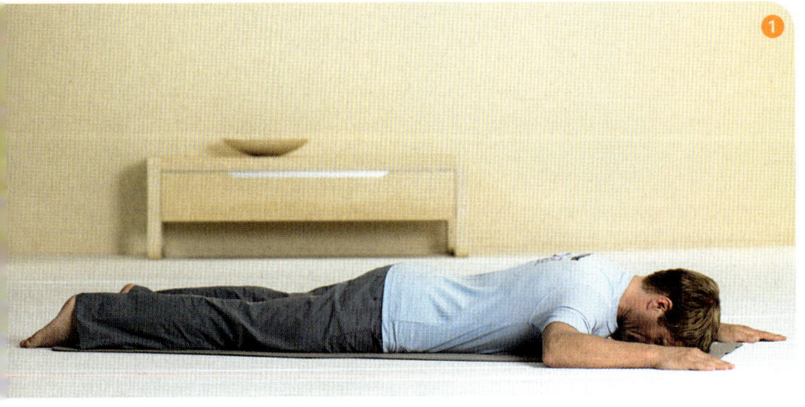

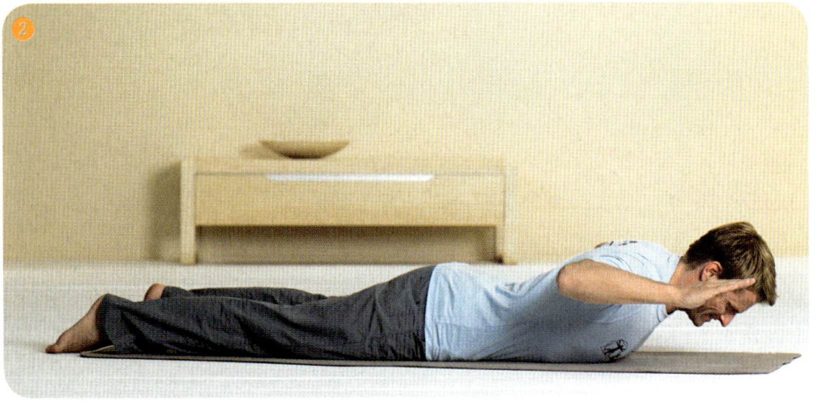

Kräftigung – Übung 9

Durch diese Übung trainieren Sie:
Sportwissenschaftlich Kräftigung des Rückens und des Schultergürtels
Energetisch Steigerung des Energieflusses in den Meridianen des Rumpfes
Gesundheitlich Hilfe bei Müdigkeit

Durchführung

Sie liegen in Bauchlage auf einer bequemen Unterlage. Die Stirn liegt auf dem Boden auf, die Arme sind in U-Haltung neben dem Körper abgelegt. Die Hände liegen etwa in Höhe der Ohren. Die Beine werden während der gesamten Übung zusammengehalten 1.

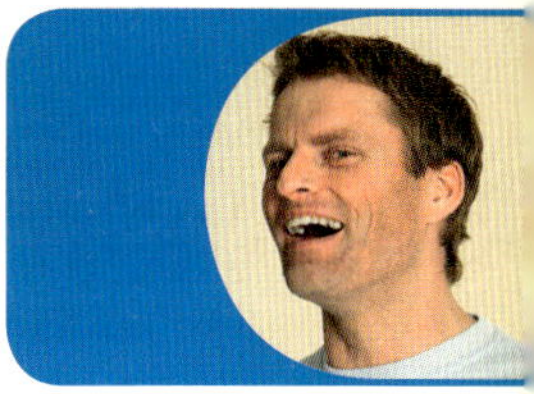

Bauen Sie nun eine Grundspannung im Körper auf, d. h., spannen Sie den Po an, strecken Sie die Beine durch, und stellen Sie die Zehenspitzen auf. Heben Sie anschließend die Arme in U-Haltung vom Boden, und ziehen Sie dabei die Schulterblätter zusammen in Richtung der Wirbelsäule 2. Wiederholen Sie die Bewegung 3- bis 4-mal, und lösen Sie dann die Spannung.

Varianten

Geübte können aus der U-Haltung 2 heraus die Arme seitlich wegstrecken 3 und wieder anwinkeln. 3- bis 4-mal wiederholen.
Sie können diese Variante verlängern, indem Sie aus der Armstreckung heraus die Arme in einer fließenden Bewegung seitlich nach hinten an den Körper führen 4. Die Handflächen zeigen dabei zur Decke. Die Arme wieder zurückführen, mehrmals wiederholen.

So vermeiden Sie Fehler

- Heben Sie den Kopf leicht an.
- Halten Sie den Kopf in Verlängerung der Wirbelsäule.

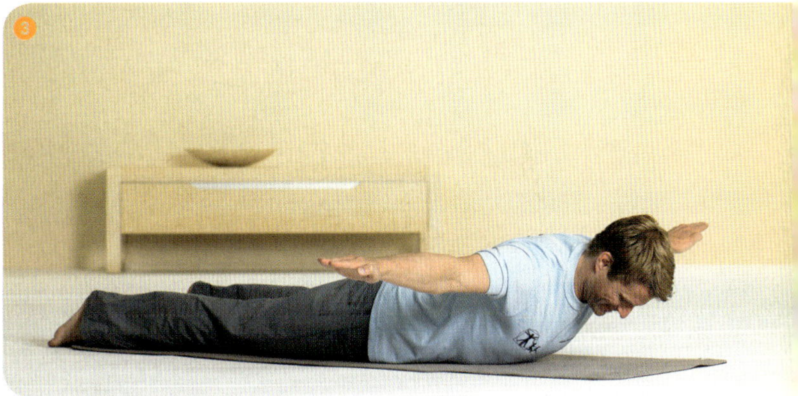

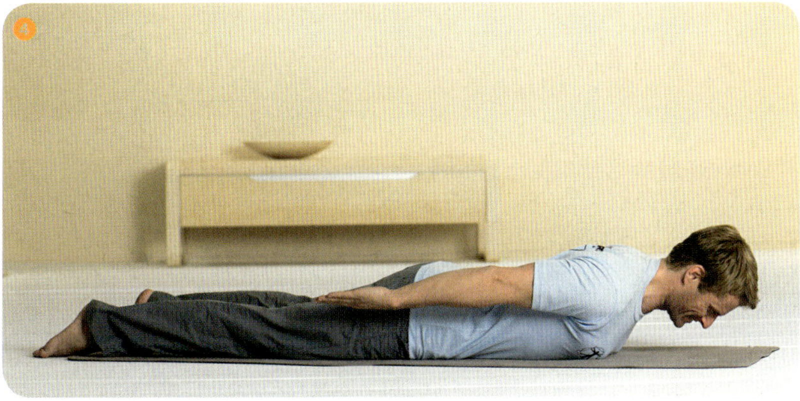

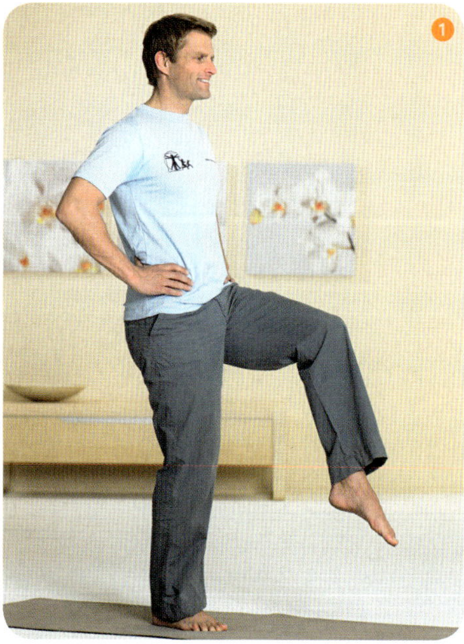

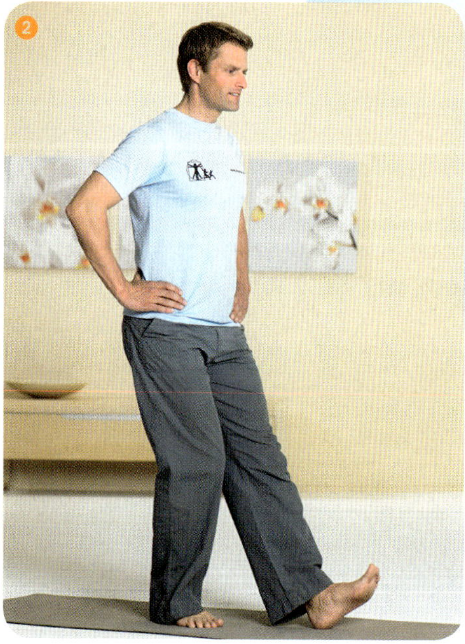

Durch diese Übung trainieren Sie:
Sportwissenschaftlich Kräftigung von Hüftbeuger und Oberschenkel; Schulung des Gleichgewichts
Energetisch Steigerung des Energieflusses im Blasen- und im Nierenmeridian

Kräftigung – Übung 10

Durchführung

Sie nehmen wieder die Grundposition (siehe S. 19f.) ein und stützen sich mit den Händen auf den Hüften ab. Verlagern Sie Ihr Körpergewicht auf das rechte Bein, und heben Sie beim Einatmen das linke Bein an, bis der Oberschenkel waagerecht ist ❶. Strecken Sie anschließend das Bein nach unten weg, sodass die linke Ferse kurz auf dem Boden aufgetippt wird ❷. Beim nächsten Einatmen beugen Sie das Bein wieder und kommen in die Ausgangsposition zurück. Dann erfolgt der Seitenwechsel.

So vermeiden Sie Fehler

- Halten Sie das Standbein leicht gebeugt.
- Achten Sie auf die Bauchspannung.
- Heben Sie Ihre Oberschenkel nicht über den 90-Grad-Winkel hinaus an.

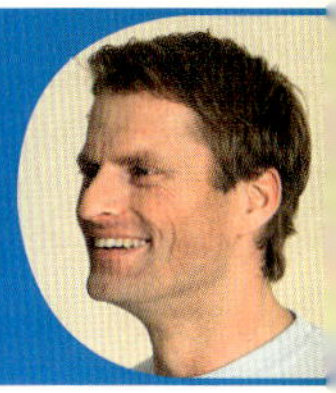

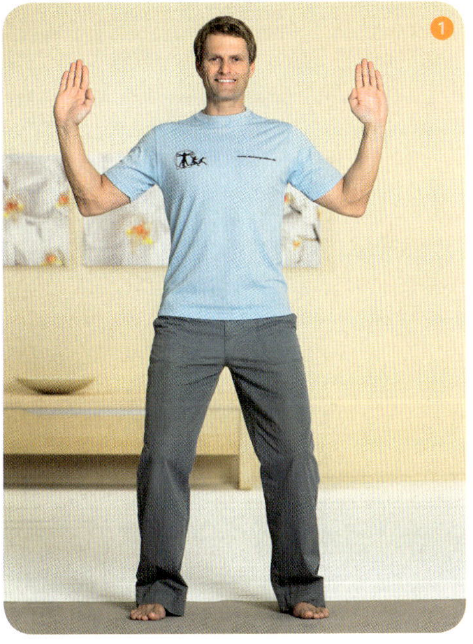

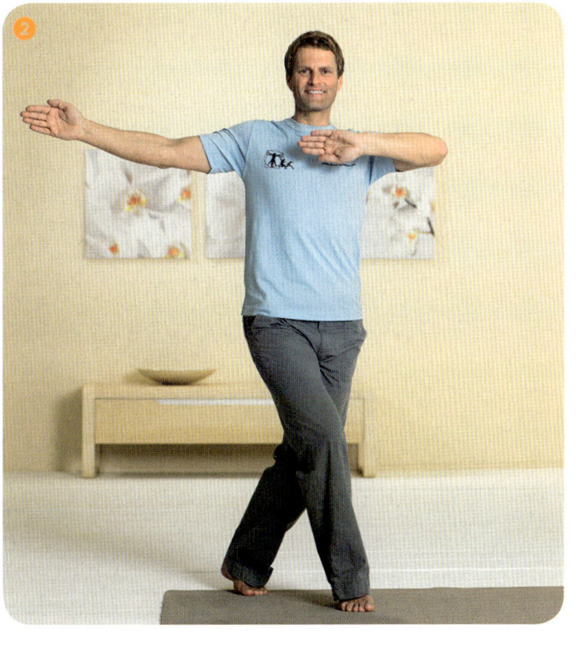

So vermeiden Sie Fehler

- Halten Sie den Oberkörper gerade.
- Die Knie sind leicht gebeugt, weisen aber nicht über die Fußspitze hinaus.
- Beugen Sie die Beine während der Übung nicht zu tief.

Kräftigung – Übung 11

Durch diese Übung trainieren Sie:
Sportwissenschaftlich Kräftigung des Schultergürtels und der Beinmuskulatur
Energetisch Steigerung des Energieflusses in den Meridianen der oberen und unteren Extremitäten

Durchführung

Erweitern Sie die Grundposition (siehe S. 19f.) um einen Schritt nach außen. Winkeln Sie die Arme an, die Handflächen zeigen nach vorne, die Fingerspitzen zur Decke. Die Arme werden schulterbreit vor dem Körper gehalten 1. Nun führen Sie die Arme in einem Bogen zur rechten Seite und stellen dabei das linke Bein hinter das rechte 2. Kehren Sie zur Ausgangsposition zurück, Seitenwechsel.

Kräftigung – Übung 12

Durch diese Übung trainieren Sie:
Sportwissenschaftlich Kräftigung der Oberarmmuskulatur, der Brust und des Schultergürtels
Energetisch Steigerung des Energieflusses in den Meridianen der oberen Extremitäten
Gesundheitlich Hilfe bei Kreislaufstörungen, Übelkeit sowie Schulter- und Nackenverspannungen

Durchführung

Bei dieser Kräftigungsübung führen Sie von der Grundposition (siehe S. 19f.) aus die Arme leicht gebeugt vor dem Körper zusammen. Die Handflächen werden dabei aufeinander gelegt, die Fingerspitzen zeigen nach vorne. Pressen Sie nun Ihre Hände mit aller Kraft zusammen, und atmen Sie aus 1.

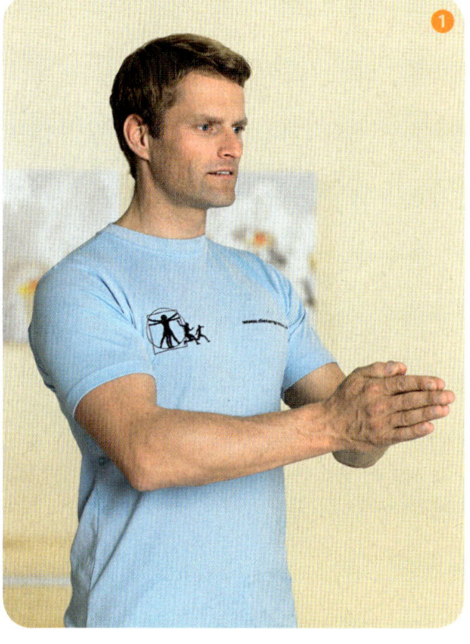

Variante

Sie können die Arme auch auf Schulterhöhe zusammenführen, dieses Mal zeigen die Handflächen nach oben. Auch jetzt wird mit dem Ausatmen mit maximaler Kraft Druck auf die Handflächen ausgeübt.
Als weitere Möglichkeit können Sie die Arme über dem Kopf zusammennehmen. Auch dabei liegen die Handflächen aufeinander und zeigen zur Decke. Nun pressen Sie mit viel Kraft die Handflächen aufeinander 2.

So vermeiden Sie Fehler

- Lassen Sie die Schultern hängen.
- Halten Sie die Arme während der gesamten Übung leicht gebeugt.

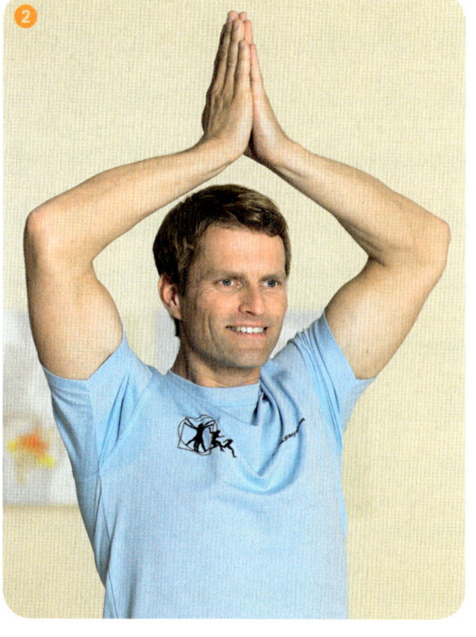

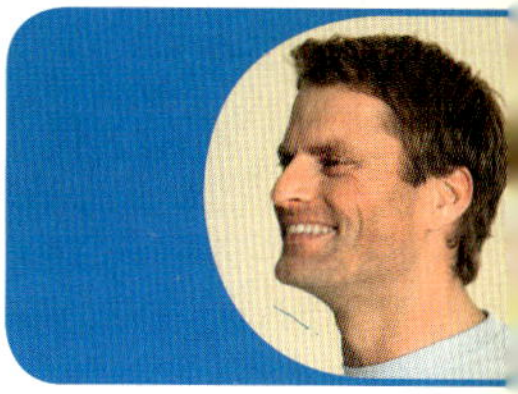

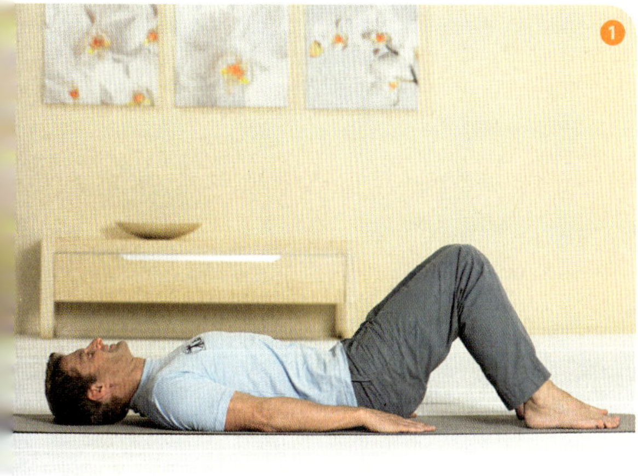

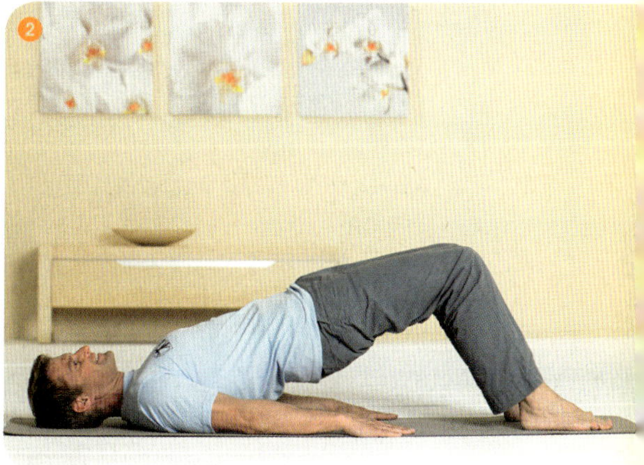

Durch diese Übung trainieren Sie:
Sportwissenschaftlich Kräftigung der Gesäß- und der Oberschenkelmuskulatur
Energetisch Steigerung des Energieflusses in den Meridianen der Rumpfvorderseite
Gesundheitlich Hilfe bei Bindegewebsschwäche, Menstruationsbeschwerden und Verdauungsproblemen

Kräftigung – Übung 13

Durchführung

Sie liegen mit gestreckten Beinen in der Rückenlage. Winkeln Sie nun die Beine an, sodass die Unterschenkel etwa im 90-Grad-Winkel abgewinkelt sind ❶. Heben Sie den Po so weit an, dass er mit der Oberschenkelrückseite und dem Rumpf eine schräge Linie bildet. Spannen Sie die Pomuskeln bewusst an ❷. Halten Sie die Position mehrere tiefe Atemzüge in den Bauch, und kommen Sie dann in die Ausgangsposition zurück. Wiederholen Sie die Übung mehrere Male.

So vermeiden Sie Fehler

- Lassen Sie Unterbauch und Becken bei der Übung nicht absinken.
- Achten Sie auf die Bauchspannung.
- Die Arme können zur Stabilisierung links und rechts am Körper etwas ausgestreckt werden.

Durch diese Übung trainieren Sie:

Sportwissenschaftlich Kräftigung des Rückens

Energetisch Steigerung des Energieflusses in den Meridianen des Rumpfes (Blasen-, Gallenblasen- und Herzmeridian)

Kräftigung – Übung 14

Durchführung

Sie sitzen aufrecht im Fersensitz und senken den Oberkörper auf die Oberschenkel ab. Strecken Sie die Arme nach vorne 1. Nun heben Sie Ihren Oberkörper etwas an, ebenso das Gesäß, das Sie leicht über Ihren Fersen halten. Die Arme sind weiterhin gestreckt, der Kopf bleibt mit Blick zum Boden zwischen den Oberarmen 2. Halten Sie diese Position, und atmen Sie mehrmals tief in den Bauch ein und aus. Lassen Sie sich

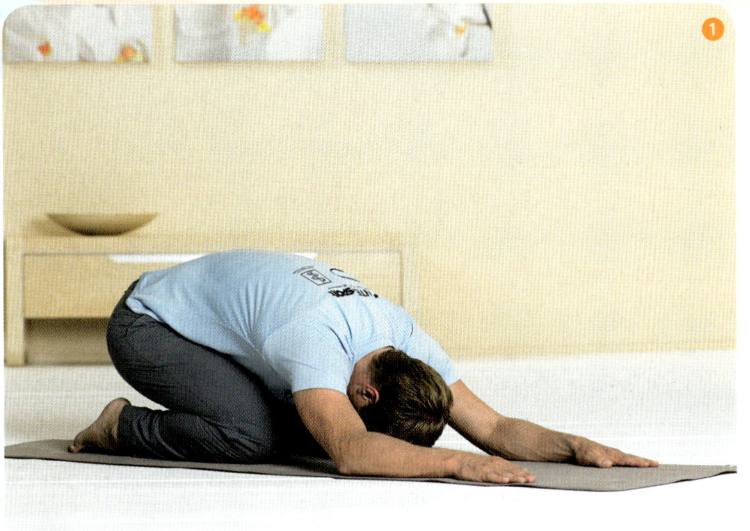
1

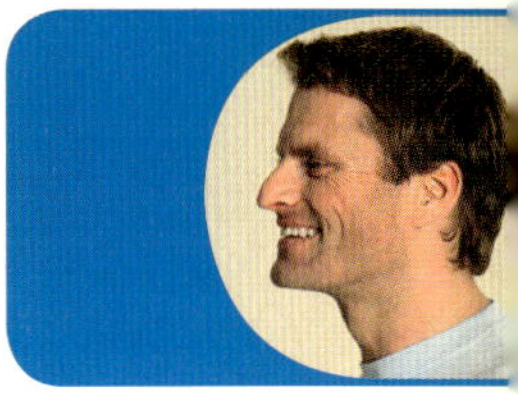

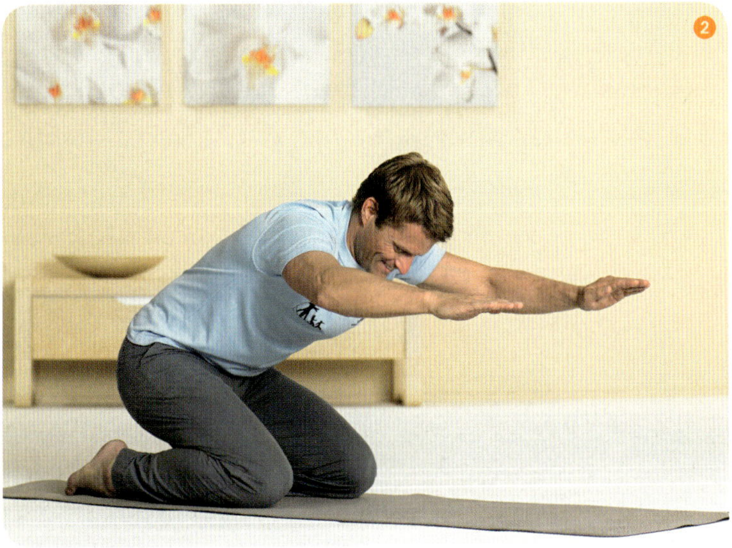

anschließend wieder in die Ausgangsposition zurücksinken, und legen Sie die Arme gestreckt am Boden ab.

Variante

Strecken Sie abwechselnd den rechten (3), dann den linken Arm senkrecht nach oben, und folgen Sie dabei mit den Augen dem gestreckten Arm. Diese Position halten Sie einige Atemzüge und kommen dann in die Ausgangsposition zurück.

So vermeiden Sie Fehler

- Halten Sie den Oberkörper gerade.
- Führen Sie Ihre Arme so weit wie möglich nach vorne.
- Der Kopf wird in Verlängerung der Wirbelsäule gehalten.

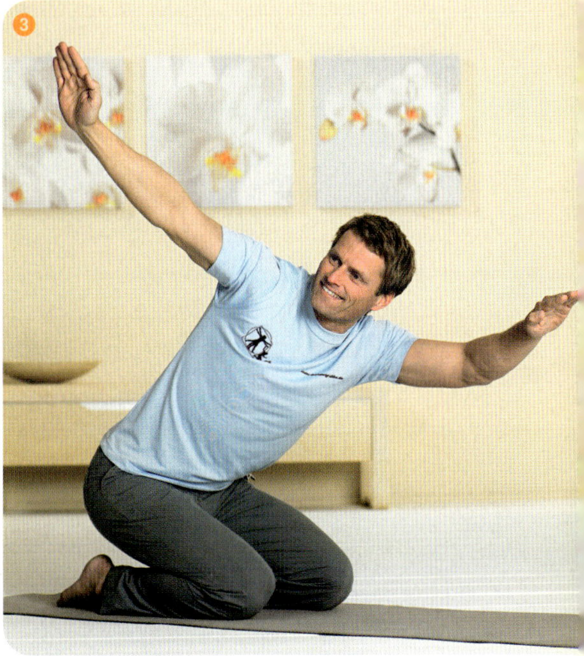

Special: Mit Ener-Chi durch die Schwangerschaft

Sie sind schwanger und möchten etwas für Ihre Fitness und Gesundheit tun? Dann sind Sie hier genau richtig! Denn Ener-Chi eignet sich als sanftes Bewegungsprogramm ideal für die Schwangerschaft und die Zeit danach. Einige Dinge, die Sie beim Training beachten sollten, werden in diesem Kapitel kurz erläutert. Die meisten Ener-Chi-Übungen können Sie während der gesamten Schwangerschaft durchführen; welche Übungen in bestimmten Schwangerschaftsmonaten nicht ausgeübt werden sollten, finden Sie am Ende des Kapitels in einer übersichtlichen Tabelle zusammengefasst (siehe S. 94).

Gesunde Schwangerschaft durch Sport und Bewegung

Früher galt die Devise, dass werdende Mütter sich zu »schonen« hätten – womit sie größtenteils zur Bewegungslosigkeit verdammt waren. Heute weiß man, dass Sport und Bewegung in der Schwangerschaft die Gesundheit der werdenden Mutter und des Babys im Mutterleib fördern. Fit und gesund zu sein ist nicht nur für die Schwangerschaft ein absolut wünschenswerter Zustand; auch nach der Geburt ist es wichtig, sich seelisch und körperlich fit zu fühlen für die neuen Anforderungen, die nun an Sie gestellt werden. Mittlerweile hat sich gezeigt, dass durch ausreichend sportliche Betätigung während der Schwangerschaft viele gesundheitliche Probleme erst gar nicht entstehen. Der gesamte Organismus verkraftet die Strapazen der Schwangerschaft viel leichter und kann sich nach der Geburt besser und schneller regenerieren.

Entscheidend – das richtige Trainingsprogramm

All die positiven gesundheitlichen Wirkungen von sportlicher Betätigung in der Schwangerschaft (siehe S. 93) können Sie erzielen, wenn Sie sich für die richtige Trainingsmethode entscheiden – was Sie mit Ener-Chi schon getan haben. Damit steht Ihnen und Ihrem Baby in den folgenden neun Monaten und in der Zeit nach der Geburt ein sanftes und gesundheitsorientiertes Trainingsprogramm zur Verfügung. Zudem hat Ener-Chi noch einen großen Vorteil: Sie können als Neueinsteiger während der Schwangerschaft damit beginnen oder Ihr begonnenes Training während der Schwangerschaft einfach fortsetzen. Wichtig bei der Wahl einer Trainingsmethode sind u. a. die Anforderungen, die an Ihren Bewegungsapparat gestellt werden, und Ihre persönliche Fitness. Dabei spielt es eine große Rolle, ob Sie vor der Schwangerschaft bereits Sport getrieben

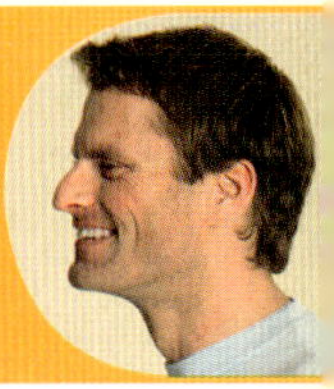

haben oder nicht. Grundsätzlich kann man sagen, dass Sportarten zu meiden sind, bei denen Sie schnelle Sprints, plötzliche Stopps oder abrupte Bewegungen ausführen müssen, wie dies beispielsweise bei Ballsportarten der Fall ist.

Gegen Ausdauersport in der Schwangerschaft ist grundsätzlich nichts einzuwenden, wobei es hierbei auf Ihren Fitnesslevel und gesundheitlichen Zustand ankommt. Sind Sie auch schon vor der Schwangerschaft gejoggt, so können Sie dies auch weiterhin tun – mit einigen Einschränkungen während der ersten drei Monate und ab dem achten Monat. Walken oder Nordic Walking können Sie während der Schwangerschaft durchgehend ausüben.

Ener-Chi – das ideale Fitnessprogramm

Besonders empfehlenswert sind gelenkschonende Sportarten, denn während der Schwangerschaft wird vermehrt der Botenstoff Relaxin ausgeschüttet, der für eine erhöhte Dehnbarkeit der Bänder und Sehnen sorgt. Damit besteht bei Schwangeren ein erhöhtes Verletzungsrisiko.

Die Ener-Chi-Übungen sind sehr gelenkschonend. Die Bewegungen sind von vornherein so konzipiert, dass Bänder, Sehnen und Gelenke nicht überdehnt werden. Bei den meisten Übungen wird eine leichte Drehung des Oberkörpers oder ein leichtes Beugen der Knie verlangt, aber nie bis an die Belastungsgrenze. Das widerspricht sowohl

Sport in der Schwangerschaft – positive Effekte, die überzeugen

- Die Thrombosegefahr wird gesenkt; zudem treten während der Schwangerschaft weniger Wassereinlagerungen auf.
- Das Immunsystem wird gestärkt.
- Die Stressanfälligkeit sinkt.
- Muskulatur und Gewebe werden gekräftigt.
- Schwangerschaftsstreifen werden reduziert.
- Die Körperhaltung wird verbessert und stabilisiert.
- Die Geburt kann schmerzfreier verlaufen.
- Die positive Grundstimmung – kurz: die gute Laune – wird gefördert.
- Sie fühlen sich körperlich und seelisch gestärkt.
- Sie können stressige Situationen souveräner meistern und die sportliche Tätigkeit als Ventil nutzen, um Stress abzubauen.
- Stress stellt sich generell nicht mehr so schnell ein.

der Philosophie des Qi Gong als auch den sportmedizinischen Erkenntnissen, die dem Ener-Chi-Programm zugrunde liegen. Ihre Muskulatur wird gekräftigt und schonend gedehnt, gleichzeitig aber wird sie mobilisiert, wodurch sich Verspannungen lösen und verschwinden.

Ener-Chi sensibilisiert die Sinne

Das Ener-Chi-Training hat noch einen weiteren Vorteil: Sie nehmen Ihren Körper einfach bewusster war und hören deutlicher auf die Signale, die Ihr Körper Ihnen sendet. Das kann im Idealfall zu einer noch bewussteren Wahrnehmung Ihrer Schwangerschaft führen und zu einem innigeren Verhältnis zu Ihrem Kind.

Mit Ener-Chi haben Sie die Möglichkeit, sich täglich eine Auszeit zu nehmen und sich ganz auf Ihren Körper zu konzentrieren. Damit werden nicht nur körperliche Dysbalancen ausgeglichen, auch ein seelisches Gleichgewicht stellt sich ein oder lässt sich weniger leicht negativ beeinflussen.

Welche Übung zu welcher Zeit?

Fast alle Übungen aus dem Ener-Chi-Programm können Sie auch in der Schwangerschaft durchführen. Zur Sicherheit sind in dieser Tabelle die Übungen aufgeführt, die Sie – je nach Schwangerschaftsmonat – nicht ausüben sollten.

Monat	Entspannung	Dehnung	Mobilisation	Kräftigung
1. – 3.	Sie können alle Entspannungsübungen durchführen.	Sie können alle Dehnübungen durchführen.	Folgende Mobilisationsübung nicht durchführen: Nr. 10 (siehe S. 66)	Folgende Kräftigungsübungen nicht durchführen: Nr. 5 (siehe S. 79) Nr. 6 (siehe S. 80) Nr. 9 (siehe S. 84)
4. – 7.	Folgende Entspannungsübung nicht durchführen: Nr. 9 (siehe S. 35)	Sie können alle Dehnübungen durchführen.	Folgende Mobilisationsübung nicht durchführen: Nr. 9 (siehe S. 64)	Folgende Kräftigungsübung nicht durchführen: Nr. 9 (siehe S. 84)
8. – 10.	Folgende Entspannungsübungen nicht durchführen: Nr. 6 (siehe S. 30) Nr. 9 (siehe S. 35)	Folgende Dehnübungen nicht durchführen: Nr. 11 (siehe S. 48) Nr. 14 (siehe S. 51)	Folgende Mobilisationsübungen nicht durchführen: Nr. 6 (siehe S. 58) Nr. 9 (siehe S. 64) Nr. 11 (siehe S. 67) Nr. 13 (siehe S. 69)	Folgende Kräftigungsübungen nicht durchführen: Nr. 5 (siehe S. 79) Nr. 6 (siehe S. 80) Nr. 9 (siehe S. 84) Nr. 10 (siehe S. 86) Nr. 11 (siehe S. 87) Nr. 13 (siehe S. 89)

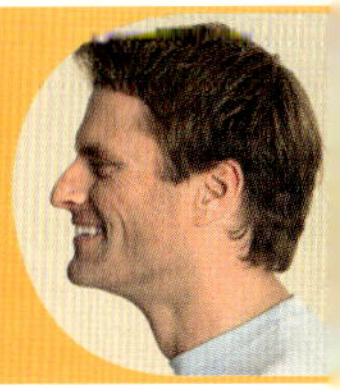

Register

Impressum

Hinweis

Die Ratschläge in diesem Buch sind von Autor und Verlag sorgfältig erwogen und geprüft; dennoch kann eine Garantie nicht übernommen werden. Eine Haftung des Autors bzw. des Verlags und dessen Beauftragten für Personen-, Sach- und Vermögensschäden ist ausgeschlossen.

Bildnachweis

Alle Bilder stammen von Nicolas Olonetzky, München mit Ausnahme von:
Lizenzfrei: 7 li (photodisc), 9 (goodshoot);
Südwest Verlag, München: Klappen U1 und U4 (Roger Kausch), 11 (Joachim Hellmuth)

ENER-CHI® ist eine international geschützte Wortmarke von body & mind, Wolfgang Polz. Die Ausbildung zum/r Ener-Chi®-Trainer/in wird über die body & mind Akademie, München, angeboten (www.bodyundmind.de).

Projektleitung Silke Kirsch
Konzeptionelle Beratung Ines Kresse
Redaktion Dr. Ulrike Kretschmer
Layout Eva-Maria Salzgeber, Neubeuern
Gesamtproducing, DTP
v|Büro – Jan-Dirk Hansen, München
Korrektorat Susanne Langer
Bildredaktion Sabine Kestler
Umschlaggestaltung
R. M. E. Eschlbeck/Kreuzer/Botzenhardt unter Verwendung eines Motivs von Nicolas Olonetzky, München
Reproduktion Artilitho, Lavis (Trento)
Druck und Verarbeitung
Alcione, Lavis (Trento)

Printed in Italy

ISBN: 978-3-517-08345-2
817 2635 4453 6271